ÉTUDE

SUR LES

EXOSTOSES DE CROISSANCE

PAR

A. LAGET,

Docteur en médecine de la Faculté de Paris,
Aide-major stagiaire au Val-de-Grâce.

———◆———

PARIS

A. PARENT, IMPRIMEUR DE LA FACULTÉ DE MÉDECINE

RUE MONSIEUR-LE-PRINCE 29 ET 31

1876

ÉTUDE

SUR LES

EXOSTOSES DE CROISSANCE

ÉTUDE

SUR LES

EXOSTOSES DE CROISSANCE

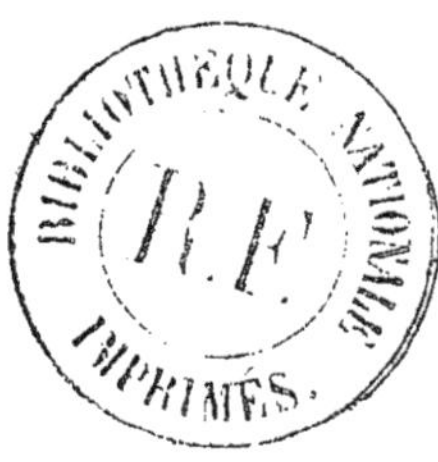

PAR

A. LAGET,

Docteur en médecine de la Faculté de Paris,
Aide-major stagiaire au Val-de-Grâce.

PARIS

A. PARENT, IMPRIMEUR DE LA FACULTÉ DE MÉDECINE

RUE MONSIEUR-LE-PRINCE 29 ET 31

1876

ÉTUDE

EXOSTOSES DE CROISSANCE

INTRODUCTION

Ce travail est consacré à l'étude de certaines productions osseuses dont l'évolution est parallèle au développement du squelette.

Les ostéomes dont nous allons entreprendre l'histoire offrent des particularités importantes de structure, de siége, pour lesquelles M. Broca a le premier proposé une explication rationnelle, aujourd'hui admise par la presque unanimité des chirurgiens.

Ce sujet n'a été développé jusqu'ici que dans une seule thèse, à laquelle nous avons pensé que le moment était venu d'ajouter une sorte de complément, dont les observations récentes justifient l'opportunité. C'est en 1864 que parut la monographie du docteur Soulier, et depuis cette époque, où pour la première fois l'attention a été bien fixée sur ce point limité de pathologie chirurgicale, des cas très-nets ont été présentés aux différentes Sociétés de médecine; dans les services de clinique d'intéressants malades ont été étudiés qui nous permettront d'utiliser un certain nombre de matériaux inédits.

On voit par là combien peu nous nous piquons d'originalité. Il ne faudrait pas s'attendre à rencontrer ici la moindre idée nouvelle qui nous appartînt en propre. Notre modeste but est de grouper des matériaux épars à l'appui d'une théorie que personne aujourd'hui n'oserait plus combattre.

M. Soulier a fait entrer dans sa description les tumeurs ostéoïdes, les ostéophytes crâniens, l'exostose sous-unguéale. Nous ne nous occuperons, nous, que des exostoses qui naissent aux extrémités de la diaphyse des os longs, les seules qui soient relatées dans nos observations. Elles ont d'ailleurs une synonymie fort variée : *apophyses anormales ; exostoses essentielles ; ostéophytes ; exostoses symétriques ; exostoses ostéogéniques ; exostoses de développement* ou de *l'adolescence.* A toutes ces dénominations les unes incomplètes, les autres inexactes, nous avons préféré le titre : *Exostoses de croissance,* comme résumant mieux les idées que nous venons défendre, c'est-à-dire l'exagération du travail épiphysaire qui produit l'accroissement du squelette.

Voici maintenant la division à laquelle nous nous sommes arrêté :

Le premier chapitre traite de l'historique. Dans le deuxième, nous avons résumé les travaux de MM. Broca et Ollier sur le mode d'allongement des os, le rôle du cartilage diaphyso-épiphysaire, l'inégalité d'accroissement de chacune des extrémités d'une même diaphyse. Par là, nous ne sortons point du sujet, faisant déjà pressentir pourquoi l'exostose de croissance apparaîtra toujours avant l'âge adulte, siégera à la jonction de la diaphyse avec l'épiphyse des os longs, et de préférence autour du genou et loin du coude.

La troisième partie, assez importante pour admettre des subdivisions, comprend : les caractères cliniques et anatomiques, l'étiologie, le diagnostic, le pronostic et le traitement.

Suivent, pour terminer, les observations et les conclusions.

HISTORIQUE

Si large que soit la part de la science moderne dans l'histoire de l'exostose de croissance, qu'elle a su séparer des autres variétés d'ostéomes, il serait injuste de faire table rase de tous les travaux antérieurs à ces dix dernières années. L'étude de ces productions n'est pas nouvelle ; on en trouve de belles observations dans nos recueils anciens, et des spécimens nombreux dans nos musées anatomiques.

Déjà, vers 1820, A. Cooper[1] dans sa description de l'exostose périostale cartilagineuse, citait un cas de tumeur osseuse indolore qui siégeait sur l'humérus, au niveau de l'insertion du muscle deltoïde, avait le volume et la forme de l'extrémité du doigt et n'éprouvait pas d'accroissement ultérieur.

Le premier, Dupuytren appela d'une manière spéciale l'attention de ses élèves sur une espèce d'exostose qui ne semblait tenir « ni à l'action d'un agent extérieur, ni à l'influence d'aucun virus ni d'aucun vice », et proposa comme étiologie : une aberration dans la distribution du suc osseux. Telle, ajoutait-il, une répartition inégale de la séve entraîne sur certains arbres la formation de bosses noueuses, par défaut de régularité dans la nutrition.

C'est pour reproduire les idées du maître que Ribell[2], dans sa thèse inaugurale, admit trois variétés d'exostoses :

1. A. Cooper. Œuvres chirurgicales, traduct. Chassaignac, 1837.
2. Ribell. Dissertation sur les exostoses. Paris, 1823.

traumatiques, symptomatiques et *essentielles.* Par ces
dernières, il entend « toute tuméfaction osseuse due à un
mode particulier de nutrition des os et développée en
dehors d'aucune cause externe ni interne appréciable ou
qu'on puisse seulement soupçonner en l'état actuel de la
science ». Les symptômes sont mieux observés : formation lente, sans douleurs, chez des sujets qui présentent
d'ailleurs tous les signes d'une excellente constitution ;
terminaison ordinaire par induration, l'induration consis-
tant dans la persistance de la tumeur et son état d'indolence.

A dix années d'intervalle, Rognetta[1] reprenait la question, mais à un autre point de vue. S'attachant surtout
aux caractères anatomiques, il chercha dans un long mémoire à distinguer, d'après la direction de leurs fibres,
l'exostose parenchymateuse de l'exostose épiphysaire qu'il
définit : « une tumeur solide surajoutée à l'os lui-même, à
la manière de certaines épiphyses, et subissant, comme ces
appendices, toutes les phases de l'ossification générale
connue ». Voilà certainement un passage qui se rappor-
terait assez bien à l'Exostose de croissance ; mais il est
unique, et tout ce qui suit ne présente plus pour nous le
moindre intérêt.

Nous pourrions faire la même remarque à propos de
l'article que Lebert[2] a consacré dans son Traité aux ostéophytes, tout en reconnaissant la supériorité de la
description ; car ici la pathogénie est entrevue et l'exostose est nettement séparée de l'enchondrome. Je cite tex-
tuellement : « Ces tumeurs (ostéophytes du périoste) par
courent les mêmes phases de développement que l'os nou-

---

1. Rognetta. Mémoire sur les exostoses. Gaz. méd., 1835.
2. Lebert. Physiologie pathologique, 1845.

vellement séerété dans la formation du cal ; elles passent par un état cartilagineux transitoire et s'ossifient ensuite... Dans ces cas, nous avons affaire à un cartilage transitoire et ossifiant, tandis que dans l'enchondrome nous rencontrons, au contraire, un cartilage qui tend à s'accroître sans montrer la moindre disposition à l'ossification. »

Tandis qu'en Angleterre, Stanley[1] et Paget[2] insistaient sur la symétrie et l'hérédité de notre variété d'exostose et publiaient à l'appui de remarquables observations, en France, vers la même époque, Roux[3] faisait paraître un important mémoire qui mérite de nous arrêter quelques instants. C'est que l'on y trouve retracées la plupart des particularités cliniques dont nous aurons plus loin à reprendre en détail l'énumération. Et d'abord le siége : « Il semble qu'après le fémur vient l'humérus ; je placerais ensuite les plus petits os des membres, les phalanges : celles des orteils et plus particulièrement la dernière phalange du gros orteil. » Roux va même plus loin quand après avoir noté la prédisposition de l'extrémité inférieure du fémur, il ajoute : « D'après mes observations, je dirais qu'à l'humérus, au contraire, c'est la partie de l'os voisine de l'épaule ou la partie supérieure, qui donne plutôt naissance aux exostoses. » Restait l'interprétation ; Roux ne nous la fournit point et l'importance du siége lui échappe absolument. Mais quoi de mieux observé encore et de plus vrai que les lignes suivantes ? « C'est dans la première période de la vie qu'elles se développent, le plus communément au moins, et généralement ce sont de jeunes sujets, des individus de douze, quinze et vingt ans qu'on voit in-

1. Stanley. On diseases of the bones, 1849.
2. Paget. Lectures on surgical pathology, 1853.
3. Roux. Mémoire sur les exostoses, in Revue méd. chirurg., 1847.

voquer les secours de la chirurgie pour des tumeurs de cette nature.... Parvenues à une certaine grosseur elles n'augmentent plus, elles restent stationnaires et je me hasarderais volontiers à présumer que leur accroissement cesse avec celui des os. » Nous ne voulons pas multiplier ici les citations, mais il nous serait facile d'extraire de ce même Mémoire des notions exactes de forme et de structure, en même temps que d'excellents conseils sur l'opportunité de l'intervention chirurgicale. Il est un seul point, mais un point capital, sur lequel nous nous trouvons en désaccord complet avec Roux ; c'est lorsque, parlant du nombre, il déclare que l'exostose proprement dite est presque constamment solitaire, et qu'il refuse ce nom « aux apophyses surnuméraires que présentent les os de certains sujets, et qui, presque toujours multiples, souvent très-nombreuses chez le même individu, se rapprochent plus ou moins, quant à la forme, des apophyses naturelles. »

Il est surprenant que les idées de Roux, dont on vient de lire l'analyse, n'aient pas été reprises immédiatement et développées par ses contemporains. C'est de 1847 que date son mémoire, et jusqu'en 1856 il n'y a pas dans les écrits le plus léger passage qui, de près ou de loin, ait rapport à la question qui nous occupe. A cette époque, M. le professeur Gaujot[1], alors aide de clinique au Val-de-Grâce, présenta à la Société de chirurgie deux cas d'exostoses, l'une et l'autre situées à la face externe de l'extrémité inférieure du fémur. Une discussion s'engagea dans laquelle M. Chassaignac insista sur l'importance de cas semblables au point de vue du diagnostic. Pour lui, l'exostose est une maladie ; l'ostéophyte, au contraire (et nous reconnaissons aisément à ces traits l'exostose de

______

1. Bull. de la Soc. de chirurgie, 17 septembre 1856.

croissance) l'ostéophyte demeure stationnaire après développement complet du squelette, et dès lors toute opération est contre-indiquée. Mais quels seront les éléments du diagnostic? L'âge du sujet au moment où la tumeur a commencé à paraître, l'ostéophyte étant toujours un attribut de l'enfance et se montrant parfois dans des points symétriques du corps. Ainsi multiplicité et symétrie, voilà deux caractères qui avaient échappé à Roux, et que, le premier, M. Chassaignac a l'honneur d'avoir bien mis en lumière.

Cruveilhier [1] mentionne également les ostéophytes multiples auxquels il assigne pour siége de prédilection la face interne du fémur, immédiatement au-dessus du condyle, et qu'il fait dépendre d'une diathèse particulière.

En résumé, nous voyons, dans cette première période, que si la question a été entrevue par les uns, mieux développée par les autres, en somme, aucun observateur n'a su jusqu'ici, groupant des matériaux épars, faire admettre définitivement une variété nouvelle d'exostoses et lui décrire des caractères tranchés et irréductibles. Sans doute, et nous nous sommes attaché à mettre la chose en relief, les auteurs cités ont reconnu les particularités de siége, de nombre, d'apparition et même de croissance subordonnée au développement des os ; mais chacun se contentait un peu, comme cela arrive trop souvent, de reproduire les idées de ses devanciers, quelquefois complétées par l'expérience personnelle. Et si les faits ne manquent point, d'explication on n'en trouve nulle part.

Pourquoi donc la pathogénie a-t-elle été si lente à se produire ? C'est que, selon nous, les chirurgiens n'ont pas tenu compte des travaux antérieurs sur l'ostéogénie nor-

1. Anatomie pathologique, 1856.

male. Il eût simplement fallu rapprocher les recherches cliniques des expériences de Duhamel, Flourens et Ollier; il eût fallu se rappeler la transformation du cartilage en tissu osseux, élucidée par M. Broca vers 1852[1], pour que l'Exostose de croissance eût son histoire.

Ce rapprochement, on le doit à M. Broca lui-même. Le premier il a saisi le rapport des exostoses multiples avec le cartilage de conjugaison ; et le premier aussi, il a découvert la parenté qui relie ces exostoses multiples aux tumeurs osseuses, uniques il est vrai, mais présentant même apparition pendant la période de croissance du squelette et même arrêt, cette période une fois terminée. Ces idées sont nettement formulées dans un article de l'Encyclopédie de chirurgie pratique[2] dont nous ne pouvons nous empêcher de reproduire ici la traduction.

« Chez les jeunes gens, quelquefois même dans l'enfance, une variété d'exostose se montre au point de jonction de la diaphyse d'un os long et de l'épiphyse qui n'est pas encore complétement ossifiée. Ces productions reposent sur la couche cartilagineuse qui existe entre la diaphyse et l'épiphyse. Ce cartilage engendre de l'os sur un ou plusieurs points de sa circonférence, plus que la quantité nécessaire à la croissance de l'os en longueur. »

A la défense de cette théorie, en complet accord avec les observations cliniques, M. Soulier[3] consacra en 1864 une importante thèse où tous ces faits sont mis vivement en lumière. Cet auteur propose de distinguer deux variétés d'exostoses idiopathiques: les unes, qu'il appelle ostéogéniques, font partie intégrante du squelette, elles grandis-

---

1. Mémoire sur le rachitisme. Bull. de la Soc. anat., 1852.
2. Encyclopédie de chirurgie pratique. William Costello, 1861.
3. Du parallélisme complet entre le développement du squelette et celui de certaines exostoses. Paris, 1864.

-cent et cessent de croître avec l'os sur lequel elles sont implantées, tandis que les autres, dites autogéniques, quoique développées aussi, pour la plupart, chez de jeunes
sujets, portent en elles-mêmes une force de croissance qui
leur est propre et peuvent réclamer l'intervention de l'art
avant que l'ossification soit achevée. Peu importe la ter-
minologie, quand rien ne manque à la démonstration.
D'ailleurs, ces épithètes nouvelles expriment au fond une
idée vraie, quoique dans certains cas la différence nous
paraisse difficile à établir entre ces deux sous-groupes.

M. Soulier, nous l'avons fait remarquer déjà, dit quelques mots en passant des tumeurs fongueuses ossifiantes,
des ostéophytes crâniens et de l'exostose sous-unguéale.
Nous pensons qu'aujourd'hui, en présence des progrès
dont le diagnostic est redevable au microscope, l'auteur
renoncerait à présenter, même sous forme d'appendice,
la description du fongus ostéoïde. — L'exostose sous-unguéale n'a été observée encore que chez les jeunes sujets,
sans que l'on puisse invoquer aucune cause apparente.
Mais là se borne la ressemblance ; car ici la structure a
toujours été trouvée ostéo-fibreuse, et jamais ostéo-carti-
lagineuse ; et l'on pourrait, avec M. Gosselin[1], considérer
cette production, résultat d'une perversion nutritive,
comme intermédiaire entre l'exostose épiphysaire et le
polype fibreux naso-pharyngien. Il y aurait encore bien
d'autres caractères tranchés : douleurs, tendance à l'ulcération, sur lesquels nous croyons inutile de nous appe-
santir. — Quant aux ostéophytes crâniens, nous inclinerions plus volontiers à leur reconnaître un développement
ostéogénique : c'est ainsi qu'ils se montrent de préférence
chez les jeunes primipares (avant vingt-quatre ans) ; que

1. Clinique de la Charité, t. I, p. 82.

leur présence ne donne lieu à aucun symptôme particulier et qu'ils semblent ne se rapporter à aucun fait pathologique, mais être plutôt la conséquence de la surexcitation vitale déterminée par la grossesse.

Mais ces objections n'offrent, en fin de compte, qu'une importance médiocre, et il nous tarde de les négliger pour reconnaître que le chapitre de l'exostose ostéogénique proprement dite est traité par M. Soulier avec les développements qui conviennent. Quand on lit les vingt observations qui forment la base de ce travail ; quand on voit surtout que chaque fait pathologique trouve son explication naturelle dans une des lois de l'ossification normale, on demeure convaincu d'une chose : c'est qu'il n'était plus possible de confondre dans la vaste classe des ostéomes et de laisser sans description spéciale, un groupe de tumeurs qui se montrent partout avec une genèse propre et des signes caractéristiques.

En médecine, comme en toute science, lorsqu'une doctrine se fait jour, la manière dont elle est accueillie d'abord, le temps qu'elle met à s'imposer, permettent, sans autre examen, d'en apprécier la valeur. Or, la théorie de M. Broca, développée par son élève, a eu cette fortune rare, loin d'être combattue à sa naissance, de ne jamais rencontrer depuis la plus légère opposition. Faut-il, en effet, tenir compte d'une interprétation bizarre, récemment risquée par un docteur italien ? D'après lui, le périoste ne fait pas l'os, il lui sert de moule : aux extrémités, le périoste est plus mince : rien d'étonnant que les exostoses s'y montrent de préférence.

De pareils arguments ne sauraient peser dans la balance, et nous persistons à dire qu'aucune preuve sérieuse n'est venue démentir les assertions de M. Soulier. La confirmation de ses idées, on la trouve, au contraire, à chaque pas ; car la plupart des chirurgiens, dont l'attention était éveillée sur ce point, ont rencontré dans leur clientèle hospitalière ou civile, des sujets atteints d'exostoses ostéogéniques, et tous ces cas ont été le point de départ d'articles de journaux ou de leçons cliniques d'un haut intérêt. On ne s'attend pas à nous voir reprendre ces documents un à un, pour en offrir une analyse complète ; ce serait s'exposer à des redites inutiles ou empiéter sur les chapitres suivants. Qu'il nous suffise, sans avoir la prétention de n'oublier personne, de rappeler les noms de MM. Gosselin[1], Richet[2], Trélat[3], en y joignant ceux des docteurs Gillette[4] et P. Reclus[5].

Pendant ce temps, où en était la question de l'autre côté du Rhin ? Dernier point qui nous reste à examiner. Reprenant la nomenclature de Cooper, Virchow[6] a décrit sous le nom d'*exostose cartilagineuse* une variété de tumeurs à surface inégale et rugueuse, dont les rugosités seules sont recouvertes de cartilage et qui présentent parfois une espèce de cavité articulaire, sorte de poche synoviale de formation nouvelle. Il en retrace la genèse en ces termes : « L'observation montre que leur développement se fait comme l'accroissement des os longs.... ceux-ci, au lieu de s'allonger dans une seule direction, croissent dans deux sens perpendiculaires l'un à l'autre. » A la question de savoir d'où vient le cartilage qui fournit les matériaux à la croissance latérale progressive, l'auteur,

1. Gosselin. Clinique de la Charité, t. I, p. 85.

2. Richet. Leçons cliniques publiées dans la *France médicale*, février, juin, 1875.

3. Trélat. Cours de pathologie externe, 1873.

4. Gillette. *Union médicale*, novembre, décembre, 1874.

5. Reclus. *Progrès médical*, 27 mars 1875.

6. Virchow. Traité des tumeurs, 17e leçon, t. II, traduct. Aronssohn, 1869.

après quelque hésitation, donne la meilleure réponse qu'il soit possible de formuler, mais que nous connaissons déjà: « On est, dit-il, singulièrement porté à supposer qu'à une époque relativement peu avancée de la vie, il se produit une végétation latérale insolite partant du cartilage intermédiaire. »

Rindfleisch[1] reproduit les idées de Virchow, en insistant plus particulièrement sur la synoviale accidentelle.

Billroth[2] est plus affirmatif dans sa description des exostoses spongieuses avec revêtement cartilagineux, *exostosis cartilaginea*: « Ces tumeurs sont des excroissances du cartilage épiphysaire. Elles cessent de s'accroître lorsque le squelette est arrivé à son entier développement et ne peuvent apparaître que jusqu'à l'âge de vingt-quatre ans. »

Ainsi, tandis qu'en France on n'est bien fixé sur la nature vraie de l'exostose ostéogénique que depuis une quinzaine d'années, il semble qu'en Allemagne son existence n'ait jamais été mise en doute. Toutefois il nous sera permis de faire remarquer, en terminant, que les ouvrages de MM. Virchow, Rindfleisch, Billroth, sont postérieurs à 1860, et que si l'on y rencontre partout les théories de M. Broca, son nom est relégué aux *additions* bibliographiques.

1. Rindfleisch. Histologie pathologique, p. 615.
2. Billroth. Pathologie générale, 1868, p. 717.

DU MODE D'ACCROISSEMENT DES OS LONGS

Les os long se développent par un point primitif et par un, deux ou plusieurs points complémentaires.

C'est par le milieu de leur corps que l'ossification commence, pour s'étendre à la fois et rapidement dans toutes les directions. Les auteurs répètent que vers l'époque de la naissance, la diaphyse présente la forme d'un cylindre dont la périphérie est en rapport avec le périoste, tandis que les extrémités plongent dans les masses épiphysaires encore cartilagineuses. Cela est vrai, mais un peu vague. Le périoste ne prend-il aucune part à l'ossification, et faut-il ne tenir compte que de l'extension du point primitif central? Les anatomistes négligent ce détail que les recherches de Ranvier ont mis en évidence. Dans une note communiquée à l'Académie des sciences, cet éminent professeur a montré que dans le cylindre osseux diaphysaire on devait distinguer la partie développée aux dépens du cartilage, de celle qui provient du périoste. L'os cartilagineux occupe le centre ; l'os périostique forme de chaque côté, sur une coupe parallèle au grand axe, une figure semi-lunaire. De telle sorte qu'à cette période de développement, on pourrait représenter l'os par un schema ainsi compris : « Un sablier figurant l'os cartilagineux est placé debout dans un vase cylindrique qui représente le périoste ; l'espace laissé entre eux correspondrait à l'os périostique. »

Nous avons dit qu'à la naissance les épiphyses étaient

cartilagineuses. Tous les os longs ont, en effet, deux épiphyses essentielles auxquelles se surajoutent plusieurs
épiphyses complémentaires. Font exception à la règle générale : les clavicules, les métacarpiens, les métatarsiens et
toutes les phalanges ; et ici nous admettrons avec M. Sappey
que le point central qui produit la diaphyse est animé d'une
puissance d'extension assez grande pour former non-seulement le corps de l'os, mais encore l'une des extrémités.
Quoi qu'il en soit, entre la première et la huitième année,
à des époques variables, mais qui semblent subordonnées
à la part que chaque épiphyse doit prendre au développement du squelette, on voit apparaître, au centre des mas
ses cartilagineuses extrêmes, un point osseux qui s'étend
en rayonnant dans tous les sens. Ainsi l'épiphyse est séparée de la diaphyse par une zone cartilagineuse qui finit
par disparaître de vingt à vingt-cinq ans, dans un ordre que
nous indiquerons plus loin.

Chacun sait aujourd'hui que l'accroissement des os
longs se produit à la fois dans le sens du diamètre et suivant la longueur. Qu'il se fasse à l'extérieur un dépôt de
couches successives et que ces couches dérivent immédiatement du blastème sous-périostal ; que ce blastème soit
plutôt l'œuvre du périoste ou de l'os à la surface duquel
il existe ; qu'il y ait au dedans une destruction parallèle
des couches les plus anciennes ; enfin, que l'accroissement
en épaisseur continue, longtemps après que l'os a cessé
de croître en longueur : ce sont là autant de questions
dont l'importance absolue ne nous échappe pas, mais qui,
au point de vue où nous nous sommes placé, ne présen-
teraient qu'un intérêt médiocre. Sans nous égarer dans
une démonstration inutile, qu'il nous suffise de les avoir
signalées, et de noter ce fait que l'accroissement en épaisseur a lieu surtout aux dépens de l'os périostique.

Vers 1742, Duhamel prit un jeune poulet dont le tibia avait deux pouces de longueur. Il perça cet os en trois points, de manière à le diviser en quatre parties égales, puis il introduisit un fil d'argent dans chaque trou pour en prévenir l'oblitération. L'animal ayant été sacrifié quelques semaines plus tard, le tibia, mesuré de nouveau, se trouvait allongé d'un pouce ; et, bien que les segments extrêmes eussent grandi davantage, les trois fils n'étaient plus à la même distance. Que conclure de cette première expérience, répétée plusieurs fois par Duhamel lui-même et confirmée par Hunter ? Si l'on voulait en faire une analyse complète, on pourrait en déduire la plupart des lois de l'ostéogénie ; nous y verrons seulement la preuve d'un développement interstitiel. Celui-ci est d'ailleurs toujours très-faible et le moment ne tarde pas à venir où l'os ne croît plus en longueur que par ses extrémités.

Disons tout de suite, car ce point n'est plus contestable, que les os s'allongent par les extrémités de leur diaphyse aux dépens du cartilage diaphyso-épiphysaire, cartilage dont la disparition signale l'arrêt de développement du squelette. Ces faits sont de connaissance vulgaire depuis les travaux de Virchow et Broca, depuis les expériences de Flourens et d'Ollier.

Voulant démontrer que le rachitisme a pour caractère anatomique la persistance de l'*état spongoïde*, Broca commença par établir que sur un os rachitique, comme sur un os sain, on retrouve, à chaque extrémité, cinq mêmes couches superposées ; que dans l'un et l'autre cas, l'allongement résulte d'un processus identique et que toute la différence porte sur la proportion beaucoup plus faible des sels calcaires, et en particulier du carbonate de chaux. Les progrès de l'histologie n'ont fait que confirmer la théorie de Broca sur l'ostéogénie. Au fond, rien n'est

changé ; des réactifs plus sensibles ont seulement permis
de mieux apprécier le passage graduel du tissu cartilagineux au tissu osseux. Étudions le mécanisme intime de
cette ossification ; il a bien son importance, car, lorsque
nous nous occuperons de la pathogénie, il suffira de rapprocher les détails d'anatomie pathologique, du passage
qui va suivre.

Ossification du cartilage transitoire. — Le cartilage
fœtal hyalin qui constitue le squelette cartilagineux primitif, présente à peu près les mêmes caractères que le tissu
cartilagineux adulte, dont il ne diffère que par la forme
anguleuse de ses capsules et par une évolution tout à fait
spéciale : c'est cette évolution qui opère la transformation
du squelette cartilagineux en squelette osseux définitif. Il
y a là une série de phénomènes intéressants qui carac-
térisent le développement de l'os aux dépens du cartilage.

Au moment de l'ossification, les cellules du cartilage
végètent d'une façon très-active. Cette prolifération abon-
dante s'accompagne d'un arrangement qui est le propre
d'une ossification prochaine : les jeunes cellules s'entassent
en séries, comme des pièces de monnaie, l'axe de ces séries étant parallèle à la direction des futurs canalicules de
Havers. Cette disposition est surtout évidente aux extrémités de la diaphyse des os longs ; c'est là l'aspect auquel
Broca avait donné le nom de *rivulation* du cartilage (cartilage sérié de Ranvier). Le cartilage d'ossification est
alors composé de deux parties bien distinctes : les séries
des cellules entassées les unes au-dessus des autres et les
travées de substance fondamentale amorphe.

Il est plus rationnel d'admettre, avec Kölliker, comme
cause de ce phénomène, la prolifération dans un sens dé-
terminé, plutôt qu'avec H. Müller, un déplacement des cel-

lules du cartilage. Enfin, il est à remarquer qu'au niveau des points qui vont s'ossifier, les capsules ont des dimensions plus considérables que dans le reste du cartilage fœtal.

Bientôt après cette première modification, se produit l'infiltration calcaire du cartilage ; cette infiltration qui, d'après Kölliker, se fait toujours en grumeaux, envahit la substance fondamentale et le pourtour des capsules, sans empiéter jamais sur leur contenu. « Ces grumeaux primitifs étaient d'abord disséminés par petits dépôts dans la substance fondamentale ; bientôt ils l'imprègnent tout entière et cessent ainsi de se montrer comme parties isolées et distinctes. » (Kölliker.)

Cependant la prolifération des cellules cartilagineuses ne s'est pas arrêtée durant la calcification : au lieu d'une seule cellule que contenait chaque cavité, on en voit bientôt plusieurs. Ce nouveau travail amène un agrandissement de la cavité, mais seulement dans le sens longitudinal de la série, les travées conservant leurs dimensions primitives. Les cloisons de substance fondamentale qui, dans une même série, séparent les cellules voisines, s'amincissent de plus en plus, et l'on ne tarde pas à reconnaître que plusieurs cavités communiquent les unes avec les autres. Ces cavités nouvelles constituent les espaces médullaires primitifs : elles sont plus ou moins allongées, remplies de cellules jeunes et limitées par des bords festonnés dont la convexité se tourne du côté de la colonne ou travée de substance fondamentale.

Jusqu'ici nous n'avions affaire qu'à un *tissu ostéoïde ;* l'ossification vraie va maintenant commencer. Cette transformation dernière se fait pour l'os cartilagineux de proche en proche, depuis le niveau du point d'ossification jusqu'à l'extrémité de la diaphyse, et marche parallèlement au développement des vaisseaux : ceux-ci pénètrent dans les espaces médullaires primitifs que nous avons étudiés plus haut, et qui deviennent, à partir de ce moment, de véritables canaux de Havers. La substance osseuse se produit sous la forme d'une lamelle très-mince d'abord, qui double la paroi de ces espaces, et que le picro-carminate d'ammoniaque met en évidence, tandis que la substance fondamentale de la travée reste incolore, ce qui rend la distinction toujours facile.

Les cellules que l'on rencontre dans les espaces médullaires sont-elles issues des cellules cartilagineuses, comme le pense Ranvier[1], ou bien, comme le voudraient Loven et Stieda, proviennent-elles de celles qui doublent le périoste, et que les vaisseaux entraîneraient avec eux en pénétrant dans l'intérieur de l'os? La première théorie est la plus probable. Quoi qu'il en soit, les cellules caractéristiques de la substance osseuse ne tardent pas à se montrer. D'après Ranvier, on observe déjà des canalicules primitifs, sous forme de stries perpendiculaires à la paroi osseuse, avant l'apparition des corpuscules : ceux-ci se présentent sous la forme de cellules appliquées d'abord contre la paroi osseuse (ostéoblastes de Gegenbaur), puis en partie engagées dans la substance propre, et en partie libres dans l'espace médullaire; enfin, entièrement enveloppées de substance calcaire. Si nous ajoutons que cette substance osseuse se dépose par couches concentriques à l'espace médullaire, il sera aisé de voir que, dès ce moment, l'os est définitivement constitué, et que des vestiges de travées cartilagineuses attestent seuls l'existence de l'état antérieur. Ces travées elles-mêmes ne tardent pas à disparaître : l'os qui tapisse l'espace médullaire continue

1. Ranvier. Traité technique d'histologie, 1875, p. 439.

à conserver ses bords festonnés qui empiétent sur la substance de la travée ; celle-ci se résorbe graduellement ; les colonnes osseuses voisines se rapprochent les unes des autres, et de leur réunion résultent de petits polygones dont les côtés courbes se regardent par leur convexité, et qu'on retrouve toujours dans l'os développé aux dépens du cartilage (Ranvier).

Pour achever l'histoire du développement des os longs, en particulier au niveau des extrémités diaphysaires, il nous resterait à exposer, d'après les dernières découvertes de M. Ranvier[1], le rôle des fibres profondes du périoste (fibres arciformes de Ranvier, encoche d'ossification) ; mais il ne nous serait pas possible d'appliquer encore ces détails à l'étude de la structure des exostoses de croissance, et nous nous bornons à signaler ici cet ensemble de faits qui devra être l'objet de recherches ultérieures. On verra, au contraire, au chapitre de l'anatomie pathologique, que tous les phénomènes qui ont été passés en revue à propos du développement du tissu osseux, que tous ces phénomènes, dis-je, se reproduisent d'une façon identique dans l'évolution des exostoses, que nous étudions.

Il nous reste un mot à ajouter au sujet de l'accroissement des os en longueur : le périoste ne prend aucune part à cet allongement qui se fait aux dépens du cartilage primitif ; à mesure que ce cartilage est envahi par l'ossification, de nouvelles séries de cellules prennent naissance au-devant des bourgeons osseux ; elles se transforment bientôt à leur tour en espaces médullaires, et ainsi de suite jusqu'à ce que le tissu osseux de l'épiphyse soit soudé à celui de la diaphyse. A partir de ce moment, la croissance de l'os est arrêtée, cet organe a atteint la longueur qu'il conservera jusqu'à la fin de la vie.

1. Comptes rendus de l'Académie des sciences, 1873.

Les os s'allongent-ils également par chacune des extrémités d'une même diaphyse, ou bien en est-il une par laquelle ils s'allongent plus et pendant plus longtemps ? Question capitale, à propos de laquelle on nous permettra d'entrer dans tous les développements qu'elle comporte.

Par la seule interprétation de l'expérience de Duhamel rapportée plus haut, on pourrait déjà répondre par la négative ; en effet, dans l'espace de trois semaines, le quart inférieur d'un tibia de poulet avait augmenté de trois lignes, et le supérieur de neuf. Dans un mémoire lu à l'Académie des sciences en 1834, A. Bérard établit que des deux extrémités des os longs, c'est l'extrémité vers laquelle se dirige le conduit nourricier qui se soude la première à l'os. Cette prétendue loi, acceptée sans contrôle par quelques anatomistes modernes, n'est qu'une pure coïncidence. Si le fait est exact pour l'homme, il est faux pour les espèces animales voisines, et l'on doit conclure avec Ollier que « la direction du trou nourricier de l'os n'influe pas sur le sens de l'excès d'accroissement ». Quoi qu'il en soit, Bérard a le mérite d'avoir noté le premier que pour les membres supérieurs c'étaient les extrémités des os regardant le coude qui se soudaient d'abord, tandis que pour les membres inférieurs, c'était, au contraire, aux extrémités opposées au genou que cette soudure était plus précoce. Car on n'ignore pas que, chez l'homme, le conduit nourricier de l'humérus se dirige de haut en bas, et ceux du radius et du cubitus de bas en haut ; et l'on sait qu'au membre abdominal la disposition de ces mêmes conduits est inverse.

Reprenant la question à son point de vue, M. Broca arrivait, dans son Mémoire sur le rachitisme, à des conclusions semblables, à savoir : l'inégalité d'accroissement pour chaque extrémité d'un même os, et un allongement en sens inverse pour les os homologues des membres supérieurs et des membres inférieurs. Dans cette appréciation, il tenait compte de l'épaisseur de la couche, appelée par lui *chondroïde*, et qui, touchant à la diaphyse, va bientôt être envahie par l'ossification. Cette épaisseur s'est toujours trouvée plus considérable à la partie inférieure du fémur qu'à sa partie supérieure, et toujours moindre vers l'extrémité cubitale de l'humérus que vers sa tête. Mais ne pouvait-on pas arriver à une preuve plus palpable? Il suffit pour cela d'observer non plus la direction du trou nourricier, mais sa situation relative aux différents âges : il est clair que cet orifice ira en s'éloignant davantage de l'extrémité qui prendra la plus large part à l'allongement. Enfin, Ollier a donné aux conclusions qui précèdent une consécration expérimentale, et a établi que dans le même temps le cartilage supérieur de l'humérus produit sept fois plus d'os que l'inférieur ; l'inférieur du fémur, trois fois plus que le supérieur ; l'inférieur du radius et du cubitus, trois et quatre fois plus que le supérieur ; le supérieur du tibia, deux fois plus que l'inférieur.

Cet accroissement inégal, et qui a lieu toujours dans un sens plutôt que dans l'autre, à quoi est-il subordonné? Serait-ce, par hasard, à la soudure plus tardive d'une des deux épiphyses ? Assurément, il existe un rapport entre le sens de l'excès d'accroissement et l'ordre de soudure des épiphyses ; car l'allongement est moins actif du côté où la soudure de l'épiphyse est plus précoce. Mais Ollier fait justement remarquer « qu'il y a là un rapport, non de causalité, mais de coïncidence, ou plutôt que ces deux faits sont l'un et l'autre sous la dépendance d'un troisième d'un ordre supérieur : l'activité plus grande de l'accroissement vers l'une ou l'autre des deux extrémités osseuses. »

Voici maintenant dans quel ordre a lieu chez l'homme la soudure des épiphyses :

Clavicule. — Un point primitif lui donne naissance, auquel s'ajoute un point complémentaire unique. Celui-ci se développe vers vingt ans, siége d'abord à la partie centrale de la facette sternale, et se soude douze ou quinze mois après son apparition.

Humérus. — Un point primitif pour le corps, trois points complémentaires pour l'extrémité supérieure, quatre pour l'inférieure. Les trois épiphyses de l'extrémité supérieure se soudent entre elles de quatre à cinq ans, et cette extrémité se soude elle-même au corps de l'os entre vingt et vingt-deux ans chez la femme, un peu plus tard chez l'homme. A l'extrémité inférieure le cartilage d'ossification a disparu vers seize ou dix-sept ans.

Cubitus. — Les deux point osseux complémentaires de l'extrémité supérieure sont réunis au corps à quinze ou à dix-neuf ans ; la soudure de la tête à l'épiphyse n'a lieu que de vingt et un à vingt-quatre ans.

Radius. — Trois points d'ossification : un pour le corps, un pour chaque extrémité ; l'épiphyse supérieure se soude à dix-huit ans; l'inférieure, de vingt et un à vingt-cinq.

Métacarpiens. — Un point primitif, un point complémentaire. Pour les quatre derniers, le point primitif produit le corps de l'os et son extrémité carpienne ; le point complémentaire se soude de seize à dix-huit ans. Quant au premier métacarpien, l'épiphyse produit l'extrémité supérieure.

Phalanges. — Un point primitif forme le corps et l'extrémité inférieure ; un point complémentaire, l'extrémité supérieure. Celui-ci naît de six à sept ans, pour se souder entre seize et dix-sept ; la soudure débute par les phalangettes, pour gagner ensuite phalangines et phalanges.

Fémur. — Cet os présente cinq points d'ossification : un pour le corps, un pour l'extrémité inférieure, trois pour l'extrémité supérieure. Ceux-ci s'unissent à la diaphyse entre seize ans et dix-huit ; l'épiphyse tibiale, d'un volume très-considérable, n'est complétement ossifiée que vers vingt-deux ans et quelquefois plus tard.

Tibia. — L'extrémité tarsienne se soude à la diaphyse entre seize ans et dix-huit ; l'extrémité fémorale, à vingt, vingt et un et même vingt-quatre.

Péroné. — Le cartilage inférieur disparaît le premier. Les expériences ne sont pas ici fort concluantes et l'on raisonne un peu par analogie, en assimilant cet os au tibia, avec lequel il se confond inférieurement chez un grand nombre d'animaux.

Pour les métatarsiens et les orteils nous n'aurions qu'à reproduire ce qui a été dit à propos des os de la main.

En résumé, c'est aux dépens du cartilage de conjugaison que s'allongent les os. — Les deux cartilages ne sont pas également productifs, et au membre supérieur les épiphyses *fertiles* sont celles qui s'éloignent du coude, tandis qu'au membre inférieur elles concourent à former l'articulation du genou. — Le mécanisme intime de l'allongement consiste en une prolifération incessante du cartilage diaphyso-épiphysaire avec ossification des couches profondes. — L'époque de la soudure des épiphyses varie suivant les divers os longs, et, pour un même os, suivant l'extrémité que l'on considère. — Cette soudure est parfaite et le développement du squelette est achevé vers l'âge de vingt-cinq ans, un peu plus tôt chez la femme que chez l'homme.

Et maintenant si sous l'influence d'une cause quelconque survient une hypergenèse osseuse, ce qui précède permet-il de prévoir dans quel sens elle devra se produire? La néoplasie apparaîtra dans l'enfance ou pendant l'âge adulte, là où l'ossification est la plus active, c'est-à-dire au niveau du cartilage de conjugaison et de préférence vers l'épiphyse fertile. Ces productions osseuses se grouperont différemment selon qu'il s'agira du bras ou du membre inférieur; puis, devenues partie intégrante de la diaphyse, elles iront s'éloignant de plus en plus de l'interligne articulaire, jusqu'à l'époque de la soudure, moment à partir duquel leur volume restera stationnaire.

Ce sont là autant de déductions *a priori;* il s'agirait d'examiner si ces vues sont purement hypothétiques, ou si au contraire, par des cas nombreux et bien observés, l'on est parvenu à mettre la clinique en parfait accord avec la théorie, en confirmant au besoin la règle par l'exception. Tel sera l'objet de la troisième partie de cette étude.

DES EXOSTOSES DE CROISSANCE

Les ostéomes sont des tumeurs constituées par du tissu osseux, et qui, à leur maximum de développement, ne renferment que du tissu osseux ou quelques débris périostiques. Toutes les classifications proposées jusqu'ici peuvent se ramener à trois : l'une anatomo-pathologique, l'autre basée sur la nature et le siége, et la troisième, sur l'étiologie et le développement ; celle-ci comprend les variétés suivantes : exostoses traumatiques, exostoses symptomatiques, exostoses ostéogéniques ou de croissance.

Ainsi que nous nous sommes efforcé de le faire déjà pressentir, l'exostose de croissance se révèle par des signes tellement caractéristiques que personne aujourd'hui n'en méconnaît plus l'existence ; et dans tous les ouvrages récents un paragraphe spécial lui est consacré, qui résume son histoire. Les pathologistes mettent plus volontiers en relief les particularités de nombre et de siége qui avaient depuis le commencement de ce siècle éveillé l'attention des observateurs. Et cependant, il y a des cas où ces notions deviennent insuffisantes, où le diagnostic reste douteux, obscur, impossible même ; d'autres fois, le pronostic présente une gravité exceptionnelle, et le chirurgien doit intervenir, non sans danger pour les jours du malade. En d'autres termes, l'exostose de croissance forme à elle seule un chapitre restreint de pathologie chirurgicale, mais dont l'importance justifie les détails dans lesquels nous allons entrer.

CARACTÈRES CLINIQUES.

Nous passerons successivement en revue : le siége, le volume, la forme des exostoses de croissance ; leur nombre et leur symétrie ; enfin leur marche et les symptômes par lesquels peut se révéler leur présence.

Siége. — L'exostose de croissance naît sur les extrémités osseuses en général et sur certaines extrémités en particulier. A. Cooper ne s'était point trompé en lui assignant comme lieu d'élection d'abord le fémur, puis le tibia, et non l'humérus, ainsi que Roux le prétend dans son mémoire : l'expérience personnelle de ce dernier semble sur ce point l'avoir induit en erreur. L'endroit précis est la jonction de la diaphyse avec l'épiphyse ; d'après Virchow et Rindfleisch, l'ecchondrose primitive peut provenir soit de la lamelle cartilagineuse intermédiaire, soit du rebord même de la surface articulaire. Mais nous ne faisons que signaler ici une opinion que nous aurons à discuter plus loin. Tous les os longs ne sont pas également prédisposés ; nous citerons par ordre de fréquence décroissante : l'extrémité inférieure du fémur, la partie supérieure du tibia, la partie supérieure du bras, l'extrémité inférieure des os de l'avant-bras, des os de la jambe ; viendraient ensuite les phalanges, l'extrémité sternale de la clavicule, la partie supérieure du cubitus où Verneuil a rencontré une exostose. Mais le siége de prédilection est sans contredit la face interne du fémur, immédiatement au-dessus du condyle interne : c'est là que se développe de préférence l'exostose solitaire ; et, dans les cas de tumeurs multiples, il est de règle d'en observer en cet endroit, aux deux membres ou d'un seul côté.

Nous venons de dire que la néoplasie se produisait au

...veau du cartilage diaphyso-épiphysaire. Admettant l'exception à côté de la règle, M. Reclus[1] parle d'exostoses ostéogéniques nées du corps de la diaphyse ; dans nos observations le fait n'est signalé nulle part, et il resterait à démontrer que ces tumeurs ont même évolution, même structure que les précédentes. D'ailleurs on se gardera de prendre pour diaphysaires des exostoses qui ont eu pour point de départ le cartilage d'ossification. Par suite du constant apport de couches nouvelles, on comprend qu'une néoplasie implantée sur une zone ossifiée de bonne heure se trouve de plus en plus distante de l'extrémité de l'os et semble en quelque sorte remonter le long de la diaphyse. Et de même que l'on calcule l'âge de certains arbres aux cercles concentriques que présente une coupe de leur tronc, de même le degré d'éloignement de l'article peut servir à apprécier l'ancienneté d'une exostose de croissance.

Il ne suffit pas d'avoir énuméré les extrémités des os longs dans l'ordre décroissant d'après lequel elles sont envahies, ni même d'avoir localisé l'hypergenèse osseuse au niveau du cartilage de conjugaison ; il faut encore examiner si, à ce niveau, elle se produit indifféremment sur tout le pourtour, et non plutôt dans un sens que dans l'autre. Or, de la lecture attentive des observations, il résulte que les exostoses se développent en dedans ou en dehors, presque jamais en avant ni en arrière ; il en est ainsi à la cuisse, à la partie inférieure de la jambe et supérieure du bras. Et si maintenant l'on remarque que sur les malléoles il n'y a ni muscles ni insertions musculaires, non plus qu'à l'humérus où l'exostose vient d'habitude faire saillie entre le bord interne du deltoïde et l'inser-

1. Reclus, loco citato.

tion supérieure du brachial antérieur ; si l'on tient
compte de la direction ordinaire de l'exostose de la clavicule entre les deux chefs du sterno-mastoïdien, on n'hé-
sitera guère à se ranger à l'opinion de Broca, et à dire
avec lui : l'apparition des exostoses à la partie externe de
la jambe ou du bras paraît tenir à l'absence de pression
sur les parties latérales ; le développement sera d'autant
plus facile que la tumeur n'aura à surmonter qu'un mini-
mum de résistance.

Il y a loin de cette explication rationnelle à l'idée de
ceux qui, avec Ruysch, veulent que ces néoplasies naissent au niveau des fortes insertions musculaires.

Volume. — Le plus souvent ces exostoses se présentent
avec de faibles dimensions ; et si la dénomination d'apophyses anormales s'applique assez bien à leur forme, elle
convient également à leur volume qui rappelle, par exemple, celui de l'épitrochlée ou du petit trochanter au fémur ;
n'était l'anomalie de position, ces tumeurs passeraient
plus fréquemment encore inaperçues. Une cerise, une noisette, une noix : tels sont les termes de comparaison ha-
bituels, ceux que l'on voit reparaître dans la plupart des
observations. Néanmoins, dans le cas du docteur Desgranges, de Lyon, rapporté au dernier chapitre, un ostéome de cette nature présentait à dix-neuf ans le volume
d'un œuf de poule, et mesurait, quatre années plus tard,
13 centimètres de longueur, sur 12 centimètres de largeur :
nous ne connaissons pas d'autre exemple d'exostose de
croissance ayant dépassé ou même atteint le volume de
l'extrémité osseuse sur laquelle elle était implantée. C'est
aussi de la grosseur d'un œuf que fut trouvée la production osseuse enlevée par M. Péan (obs. IX).

On remarquera que chez les deux malades auxquels il
vient d'être fait allusion, il s'agissait d'exostoses du fémur.

Il semble en effet, sans que l'on puisse rien affirmer d'absolu à cet égard, il semble que les exostoses du membre
supérieur soient moins développées que celles du membre
inférieur : le fait est de toute évidence dans certains cas
de tumeurs multiples. Souvent même, ainsi que Roux l'a
signalé le premier, le volume de la néoplasie est en rapport
avec le volume de l'os. Enfin, lorsque à la multiplicité se
joint la symétrie, il n'est pas rare d'observer une supériorité de volume pour tous les os d'un même côté du corps.

Notons ceci en terminant : d'abord le volume augmente peu à peu, avec une extrême lenteur, depuis le
moment d'apparition jusqu'à l'âge d'environ vingt-cinq
ans, époque à partir de laquelle il devient stationnaire.
Secondement, ce volume est parfois impossible à apprécier, car la tumeur peut fuir sous les masses musculaires
en contournant la diaphyse ou bien être masquée par une
collection liquide de formation nouvelle. Nous ne préciserons pas davantage ces deux points qui doivent être
repris aux paragraphes suivants.

Forme ; direction. — La forme n'a rien de constant.
Les exostoses de croissance peuvent être sessiles ou pédiculées ; dans le premier cas, la base est relativement large,
et la tumeur, immobile, fait corps avec l'os en se confondant avec lui dans une étendue variable. Tantôt alors
aplatie, elle offre l'apparence d'une crête osseuse; tantôt, carrée ou conoïde et arrondie au sommet, elle rappelle la disposition des apophyses naturelles. D'ordinaire,
la surface libre est surmontée de petits mamelons, de
bosselures, que le doigt explorateur n'a pas de peine à
sentir sous la peau, et qui donnent une résistance moins
osseuse que cartilagineuse. Nous avons mentionné, en
passant, l'immobilité; c'est en effet un caractère constant.
Dans des cas exceptionnels on pourrait croire à de la mo-

bilité anormale (obs. XIII); mais, sans parler ici des cas de fracture, il suffira d'une légère attention pour interpréter sainement le phénomène. Qu'un tendon se soit creusé une gouttière sur une exostose née au-dessous de lui ; lorsque le muscle entre en contraction, il tend à glisser hors du sillon, pour y rentrer quand la fibre revient au repos. Ainsi le tendon est seul à se déplacer : le palper permet de s'en convaincre.

M. le professeur Richet admet la forme en aiguilles longues et minces, tandis que le Dr Soulier en fait un signe précieux de diagnostic différentiel. Pour lui, cette forme n'appartient jamais aux exostoses ostéogéniques, mais caractérise plutôt les productions péri-articulaires de l'arthrite sèche. En présence de ces deux [opinions contradictoires, soutenues par des maîtres aussi compétents, on comprendra notre hésitation ; pourtant, comme dans une seule de nos observations il a été noté des ostéophytes de ce genre, nous inclinerions plutôt à penser que les inégalités de la surface restent peu saillantes et vont rarement jusqu'à donner naissance à des aiguilles ou à des stalactites osseuses.

Il est assez fréquent de sentir à la base un étranglement, une sorte de col ou même un véritable pédicule et, la surface étant multilobée, on a une sorte de champignon porté sur un pied assez court. On sait que quelquefois les productions osseuses prennent en grandissant la forme d'un doigt recourbé, de crochet ou d'apophyse coracoïde ; plus encore qu'aucune autre variété d'ostéomes, l'exostose de croissance affecte cette disposition singulière, mais qui n'a rien d'essentiel, comme le croyait Marjolin. Particularité bizarre, le bec du crochet est constamment tourné vers l'autre extrémité de l'os atteint ; en d'autres termes, pour un même os, deux exostoses situées chacune à un bout de la diaphyse s'opposent leur concavité ou se regardent par leur pointe. Et si l'on considère maintenant les tumeurs nées autour d'une articulation, du genou par exemple, on verra qu'elles s'éloignent de la jointure, non-seulement en vertu du mécanisme indiqué plus haut (en remontant le long de la diaphyse), mais parce que leur crochet présente une déviation inverse : de bas en haut pour le fémur, de haut en bas pour les os de la jambe.

A quoi tient cette disposition? M.T rélat l'explique par la nature de la tumeur et par la contraction des muscles voisins. Il est vrai que la structure est plutôt cartilagineuse au début, et que le cartilage cédant à la pression des muscles pourra s'incliner dans le sens de leur mouvement. N'avons-nous pas implicitement admis la chose en parlant de l'immobilité? Mais nous avons fait voir aussi que les exostoses se développent de préférence là où elles auront le moins de résistance à vaincre, c'est-à-dire en dehors de la pression musculaire. D'ailleurs, si l'explication de M. Trélat est admissible pour la cuisse, elle n'est plus applicable à la jambe, où la déviation devrait se produire également de bas en haut, sous l'action des muscles qui concourent à former la patte d'oie. M. Reclus attribue le principal rôle aux aponévroses, et l'interprétation qu'il propose nous paraît aussi simple que rationnelle. « Les aponévroses d'enveloppe des membres viennent, au niveau des articulations, s'appliquer sur les os pour s'insérer aux saillies et aux tubérosités qu'ils présentent. Elles forment ainsi avec la surface de l'os un angle dont le sommet est tourné vers l'articulation et correspond au point d'insertion de l'aponévrose sur l'os. Ce n'est pas vers ce sommet que se développera l'exostose : il n'y aurait pas de place; mais l'extrémité cartilagineuse de la tumeur rencontrant l'aponévrose, se courbera sur elle et se dirigera vers l'ouverture de l'angle, c'est-à-dire dans le sens de la moins grande résistance et du plus large espace. »

Il nous reste à dire un mot d'une forme exceptionnelle qui, à notre connaissance, n'a été rencontrée encore qu'une fois, par M. Gosselin : je veux parler de la disposition en arcade. Ce cas, communiqué à la Société de chirurgie et reproduit dans la Clinique de la Charité, présente un intérêt d'un autre ordre sur lequel nous aurons à insister plus loin. Il s'agissait d'une exostose bosselée à sa face externe, adhérente au vaste interne et au troisième adducteur ; elle était implantée sur le fémur par deux points, l'un inférieur plus large, l'autre supérieur plus étroit, et entre ces deux points se trouvait un espace libre au niveau duquel le fémur était sans adhérence avec la tumeur. L'âge du malade, l'indolence, le siége au lieu d'élection, nous font accepter le diagnostic : *exostose de croissance;* et ce n'est point cette anomalie de forme qui nous porterait à le modifier. En effet, ne peut-on pas admettre qu'à l'extrémité d'une même diaphyse, à des intervalles plus ou moins rapprochés, deux zones de formation nouvelle poussent des bourgeons latéraux ? Ceux-ci seront à l'origine séparés l'un de l'autre, mais avec l'âge, ils vont croître d'abord perpendiculairement à l'os, puis se dévier vers l'angle aponévrotique : la végétation inférieure marchant à la rencontre de la végétation supérieure, finira par l'atteindre et se confondre avec elle. Il semble même que la fusion puisse se produire entre des exostoses parties de deux os différents.

Nombre. Symétrie. — Ces deux caractères avaient une importance capitale à l'époque où parurent les travaux de MM. Broca et Soulier, alors que les chirurgiens les prenaient encore pour base de classification. C'est ainsi que Roux déclare l'exostose proprement dite toujours solitaire;

tandis que nous lisons dans Cruveilhier : « Enfin il est
des ostéophytes, ceux-ci toujours multiples, qui tiennent
à une diathèse particulière ; leur siége de prédilection est
sans contredit la face interne du fémur, immédiatement
au-dessus du condyle. » Aujourd'hui, il est presque superflu d'insister sur un point qui n'est plus contesté : l'exostose de croissance est unique ou multiple ; et cette notion
de nombre ne suffit pas au diagnostic. Quand elle est solitaire, la tumeur se développe de préférence là où l'allongement est plus considérable et la soudure épiphysaire
moins précoce, par exemple : le bas de la cuisse, le haut
de la jambe. Mais on l'observe aussi, quoique plus rarement, en un point quelconque du squelette : région tro-
chantérienne du fémur, doigt, clavicule. Si les exostoses
sont multiples, elles suivent l'ordre de fréquence établi à
propos du siége, c'est-à-dire qu'il est exceptionnel de voir
un individu présenter plusieurs tumeurs de cette nature
au membre supérieur, sans qu'il en ait en même temps au
membre inférieur. Le corps présente souvent un aspect
particulier, les exostoses se groupant aux deux membres
d'après une disposition inverse : au bras, elle occupent
la diaphyse la plus éloignée du coude, tandis qu'au genou
elles ont une prédilection marquée pour les extrémités
osseuses qui forment cette articulation. Enfin ce qui arrive
pour une moitié du corps peut se reproduire du côté
opposé, en des points à peu près homologues, de manière
à donner à l'hypergenèse une disposition symétrique dont
l'observation XI nous offre un remarquable exemple. Ce
dernier caractère est loin d'être constant et la dénomination d'exostoses symétriques n'est pas acceptable ; pourtant lorsqu'il existe, le diagnostic est certain.

Marche. Troubles fonctionnels. — Marche toujours
très-lente : voilà, certes, un caractère d'une valeur réelle.

Ces exostoses grandissent d'une manière insensible, s'arrêtent parfois dans leur développement avant que le sujet ait achevé sa croissance, mais paraissent le plus ordinairement vivre de la même vie que l'os sur lequel elles sont implantées, on pourrait même dire que l'extrémité diaphysaire dont elles procèdent. Dans le cas de tumeurs multiples, il est exceptionnel de les voir apparaître toutes d'emblée ; quand on assiste à leur évolution successive, on remarque qu'elles naissent au niveau des cartilages épiphysaires, quelquefois dans l'ordre de fréquence établi à propos du siége. L'état stationnaire arrive plus tôt pour les unes que pour les autres, réglé sur l'époque moyenne de disparition du cartilage intermédiaire. Hâtons-nous d'ajouter toutefois que ces faits sont loin d'être rigoureux, car l'observation est ici très-difficile.

Il est une particularité anatomique que le chirurgien aura toujours présente à l'esprit avant d'intervenir, c'est l'existence d'une bourse séreuse autour de la plupart de ces tumeurs. Cette bourse synoviale existe-t-elle d'emblée par le fait même du développement de l'exostose, ou bien est-elle la conséquence des frottements exercés sur la partie malade ? Si l'on adopte les idées de Virchow sur la cause et l'évolution des exostoses de croissance, on sera conduit à admettre que l'exostose se revêt d'une synoviale à la façon d'une extrémité osseuse articulaire. Quelle que soit l'opinion à laquelle on s'arrête, on n'oubliera jamais que cette bourse muqueuse communique souvent avec l'articulation voisine ; pour les exostoses du tibia, en particulier, cette communication est la règle : de là des arthrites purulentes à la suite d'opérations, insignifiantes en apparence. Peu développée, elle permet à la peau de se déplacer, prévient les douleurs, l'usure des téguments, ou bien encore favorise le glissement d'un tendon voisin. Mais on l'a vue devenir le point de départ d'une collection liquide capable d'obscurcir le diagnostic en rendant inaccessible à l'exploration la tumeur sous-jacente, et qui, sous l'influence de fatigues, de violences extérieures, pourra s'enflammer, suppurer, mettre en danger les jours du malade par la nécessité de l'intervention chirurgicale.

Par elles-mêmes les exostoses de développement sont d'une indolence absolue ; jamais on n'y observe de douleurs propres ; et comme, d'autre part, leur volume est peu considérable, leur évolution tres-lente, et qu'elles siégent plutôt sur les parties latérales, on comprend que leur présence reste longtemps ignorée de ceux-là mêmes qui en sont atteints. Ainsi l'on pourra rencontrer dans les services hospitaliers des malades étonnés d'apprendre qu'ils portent une saillie anormale à la jambe ou au bras. D'autres fois c'est le nombre croissant de tumeurs et les déformations consécutives qui éveillent l'attention : des parents inquiets viennent demander au médecin si leur enfant est *noué* et quel serait le traitement à suivre. Ou bien encore, un coup, une chute font découvrir une grosseur ignorée jusque-là ; et ici, comme pour les dégénérescences du sein, les malades ont de la tendance à voir dans le plus léger traumatisme la cause d'une néoplasie déjà ancienne. Enfin il peut y avoir exagération de volume et douleurs de compression.

Un mot sur cette compression et ses conséquences possibles. Le plus souvent légère, on l'a vue aller jusqu'à la perforation des téguments (Richet), et l'on trouve dans le mémoire de Roux un exemple d'anévrysme artériel dû au voisinage d'une exostose de la partie interne de l'humérus : « Soit qu'elle eût distendu ou éraillé l'artère axillaire, celle-ci était devenue le siége d'un anévrysme qui recouvrait et enveloppait pour ainsi dire la tumeur

osseuse. » La douleur ne présente pas toujours les mêmes
caractères ; dans la plupart des cas, tout se réduit à une
sensation de gêne éprouvée à l'occasion d'une marche ou
d'un travail excessifs, et qui disparaît pendant le repos.
D'autres fois la souffrance est très-vive au moment de la
contraction musculaire ; il y a dans tout le membre des
irradiations douloureuses que le séjour au lit ne fait pas
cesser complétement. Le point de départ sera un nerf
comprimé, un tendon irrité (obs. XIII).

Nous voici amené à parler des *complications :* si rares
qu'elles soient, encore faut-il les décrire sommairement.—
L'exostose peut contracter des adhérences avec les parties
voisines, les muscles spécialement ; ce détail est signalé
dans l'observation de Gosselin : la tumeur était adhérente
aux muscles, vaste interne et troisième adducteur. — La
forme saillante expose aux contusions ; un pédicule ré
tréci, aux fractures. Dans le cas de Chassaignac il y avait
à la fois fracture du fémur et du pédicule de l'ostéome ;
ce fait inspira même au chirurgien qui l'observa l'idée
d'un procédé opératoire que nous ne faisons que mention-
ner ici, car nous aurons à l'examiner au chapitre du traitement. Chassaignac eut la pensée de fracturer d'abord
ces ostéophytes, de les éloigner de leur lieu d'implantation pour les extraire plus tard. — Il est possible que certains corps pris pour des os sésamoïdes n'aient été, dans
le principe, autre chose que des exostoses analogues à
celles que nous étudions et dont le pédicule, brisé par une
violence quelconque, ne se serait pas ressoudé à l'os sur
lequel il était primitivement implanté. Nous citerons
comme exemples de cette variété de lésions le cas de Broca
et celui de Prescott, rapportés par Le Dentu : « Chez la
malade de Broca il y avait au niveau de l'articulation du
troisième métacarpien avec le grand os une petite exos-

tose qui paraissait avoir fait partie par chacune de ses extrémités de deux os voisins. Prescott enleva du premier
espace interosseux un ostéome gros comme une petite
noix, qui occupait la cavité d'une bourse séreuse. Cette
dernière particularité fait penser que c'était une exostose
épiphysaire détachée d'un des os voisins par atrophie et
rupture de son pédicule. »

On a encore signalé quelques complications du côté de
l'articulation voisine : un gonflement, une hydarthrose
augmentant pendant la marche, et même une arthrite
sèche consécutive ; mais ici la filiation des accidents a été
interprétée de deux manières opposées. MM. Guyon,
Laugier, Richet ont vu dans l'arthrite une conséquence de
l'exostose qui pour M. Soulier, au contraire, aurait été une
manifestation de l'arthrite.

Un kyste volumineux produira des symptômes d'un ordre tout différent, sur lesquels il serait superflu de nous
étendre, mais qui semblent emprunter un cachet particulier à la région où s'est développée la collection liquide.
Ainsi pour ne citer qu'un exemple, chez la femme opérée
par M. Péan (obs. IX), la tuméfaction de la cuisse — il
s'agit d'une exostose de la partie supérieure du fémur —
déterminait une claudication comparable à celle d'une
personne atteinte de coxalgie.

Il semblerait qu'une hypergenèse qui peut s'étendre à
la fois à tous les os longs dût avoir un retentissement fâ-
cheux sur l'économie ? Et pourtant l'état général ne présente jamais rien à noter ; dans presque toutes les observations la constitution est qualifiée d'excellente, et c'est à
peine si nous trouvons chez un seul sujet des antécédents
scrofuleux : encore chez lui la santé ne fut-elle pas altérée
longtemps par ce vice diathésique.

Ainsi l'opinion de Ribell est toujours vraie : « on pourra

présumer qu'il existe une exostose essentielle lorsque la
tumeur se développera sur un sujet qui présente d'ailleurs
tous les signes d'une bonne constitution, lorsqu'il n'é-
prouvera d'autre incommodité que celle qui sera produite
par le volume de l'exostose. »

ANATOMIE PATHOLOGIQUE. — PATHOGÉNIE.

Nous arrivons maintenant à la question de la structure
des exostoses de croissance; et c'est ici que nous allons
trouver l'application de tous les détails d'ostéogénie dans
lesquels nous avons dû entrer. Nous ferons cette description d'après des préparations microscopiques provenant
du cas que nous avons observé dans le service de M. le
professeur Richet.

La tumeur divisée en deux parties fut, d'après la technique indiquée par M. Ranvier, placée pendant plusieurs
jours dans une solution saturée d'acide picrique jusqu'à
décalcification complète : la dissolution des sels calcaires
est annoncée par le changement de consistance de l'exostose qui devient molle dans toute son étendue. On la met
alors pendant vingt-quatre heures dans une solution de
gomme, puis dans l'alcool qui coagule la gomme et rend
à la pièce une consistance suffisante pour qu'on en fasse
des coupes fines qui sont ensuite dégommées dans l'eau,
colorées au picro-carminate d'ammoniaque et conservées
dans la glycérine.

Sur des coupes faites parallèlement au grand axe de la
tumeur, nous observons les détails suivants : la production osseuse est dans toute son étendue entourée d'une
mince zone fibreuse fortement colorée par le picro-carminate et qui n'est autre chose que le périchondre. Voilà
pour la périphérie ; au centre, l'ossification est achevée.

Nous trouvons là du tissu osseux complétement développé analogue à du tissu spongieux avec des espaces médullaires à dimensions assez considérables, des lamelles osseuses disposées autour de ces espaces et dans l'épaisseur de ces lamelles des ostéoplastes avec leurs prolongements anastomosés. Au milieu de ce tissu osseux complet et fortement coloré par le carmin, on aperçoit de loin en loin de petits espaces incolores, limités par des bords courbes à concavité tournée en dehors et qui sont, comme nous l'avons expliqué, les derniers vestiges des travées cartilagineuses primitives. — La zone intermédiaire à ce tissu osseux central et au périchondre périphérique est la plus intéressante à étudier.

Immédiatement au-dessous de l'enveloppe fibreuse on trouve du tissu cartilagineux normal. Dans notre cas, par suite des progrès de l'ossification, le cartilage fœtal a disparu pour faire place à de grandes capsules cartilagineuses, disposées en séries et déjà prêtes à former des espaces médullaires primitifs : mais on conçoit que sur des exostoses plus jeunes, on doive rencontrer autour du bourgeonnement osseux partant du pédicule, une enveloppe de cartilage primitif et seulement au-dessous de celui-ci, la zone cartilagineuse en voie de prolifération, de rivulation (Broca) et de calcification. Sur nos préparations, les grumeaux calcaires ont été dissous par l'action de l'acide picrique. Les cellules cartilagineuses sont disposées par séries assez régulières, perpendiculaires à la surface de la tumeur. Ces séries sont séparées les unes des autres par des colonnes ou travées de substance fondamentale non colorée et ne renfermant pas d'éléments cellulaires : à la superficie, les cellules cartilagineuses sont simples et les cavités qui les contiennent ne communiquent pas les unes avec les autres ; plus profondément, nous rencontrons de véritables espaces médullaires, comprenant de nombreuses cellules et limitées par des bords festonnés. Un peu plus loin apparaît la substance osseuse sous la forme de petites colonnes qui font suite à celles des cellules cartilagineuses et dont la coloration rouge tranche fortement avec les travées incolores de substance amorphe qui les entourent.

En certains points, la zone cartilagineuse n'existe plus et la substance osseuse s'avance jusqu'à la surface de la tumeur; mais c'est l'exception, et nous pouvons dire d'une façon générale que les préparations que nous avons sous les yeux sont l'exacte reproduction des figures qui, dans les ouvrages classiques, représentent l'ossification normale.

Ces détails de structure nous expliquent à merveille la marche des exostoses de croissance, leur mollesse au début, alors qu'elles sont purement cartilagineuses, la facilité avec laquelle elles se laissent dévier par les tendons, les muscles ou les aponévroses, puis leur induration progressive, leur augmentation de volume pendant tout le temps que l'os auquel elles adhèrent croît en longueur, enfin leur arrêt de développement à partir du moment où l'os qui les nourrit cesse lui-même de croître.

Mais si la structure des exostoses est aujourd'hui assez connue et si l'une des rares lacunes que l'on puisse signaler dans leur étude consiste dans l'ignorance où nous sommes des rapports que peuvent affecter ces tumeurs avec l'extrémité supérieure du périoste (encoche périostique de M. Ranvier) et les fibres perforantes, lesquelles à ce niveau se détachent de la face profonde de cette membrane (fibres arciformes); si, en un mot, l'histoire anatomo-pathologique des exostoses de développement est à peu près élucidée, il n'en est pas de même de leur pathogénie. Les causes qui leur donnent naissance sont jusqu'ici demeurées fort obscures.

Nous savons que Dupuytren ne rapporte cette espèce d'exostoses à aucune des causes généralement admises. Pour lui, ces sortes d'altérations dépendraient d'un changement survenu dans la nutrition des os, d'une aberration dans la distribution du suc osseux. Il comparait ces tumeurs aux bosses noueuses que l'on voit survenir sur certains arbres par défaut de régularité dans la nutrition et la distribution de la séve. Il s'agirait donc, pour Dupuytren, d'une simple perversion, d'une anomalie dans le développement de l'os.

Pour Virchow, l'irritation du cartilage épiphysaire pourrait produire une végétation insolite partant des parties latérales de ce cartilage intermédiaire. Virchow ajoute qu'on n'a pu se refuser à l'évidence et méconnaître que des influences locales ont été la cause dans la plupart des cas. « La lésion, dit-il, revêt au début un caractère irritatif, de sorte que l'on ne peut généralement pas fixer une limite entre les productions osseuses inflammatoires et les ostéomes. » Nous nous bornerons à faire remarquer que pour nous, le caractère irritatif de la lésion ne paraît pas encore nettement établi.

A côté de cette hypothèse, Virchow en admet une autre qui concorde mal avec la première, mais qui, si elle n'est pas absolument juste, a au moins le mérite d'être fort ingénieuse. Il s'agirait d'abord pour lui d'une section du cartilage primordial obéissant à un développement individuel ; ce sont les idées que nous défendons. Mais remarquant ensuite la présence d'une couche cartilagineuse et d'une bourse muqueuse à la surface de la tumeur, il établit une analogie curieuse entre la constitution de cette exostose et celle d'une extrémité osseuse articulaire : des deux côtés, nous trouvons une masse de substance osseuse recouverte d'une couche cartilagineuse et tapissée dans une plus ou moins grande étendue de sa surface par une membrane synoviale. Nous aurions donc affaire dans ce cas à une sorte d'anomalie ; nous assisterions au développement d'une extrémité osseuse surnuméraire.

Pour réfuter cette opinion, il faudrait démontrer que le périchondre, comme cela est probable, existe dans tous les cas, que la couche cartilagineuse externe est transitoire, c'est-à-dire qu'elle finit toujours par s'ossifier ; et qu'alors les exostoses anciennes ne sont plus composées que d'un noyau osseux sans cartilage périphérique; ou plutôt il suffirait, pour démontrer cette théorie, que les auteurs qui la soutiennent observassent un cas d'exostose *ancienne* revêtue encore d'un encroûtement cartilagineux et privée de périchondre ou de périoste. Nous ne croyons pas que pareil fait ait été vu jusqu'à ce jour.

Il est un cas où l'hypothèse de Virchow et de Rindfleisch pourrait être vraie ; ce serait celui d'une exostose de croissance née du rebord de la surface articulaire. On concevrait alors que la zone cartilagineuse fût permanente : elle appartiendrait pour ainsi dire au plan de l'exostose. Il y aurait donc lieu de subdiviser cette espèce d'ostéomes en deux variétés : les exostoses qui proviendraient d'un bourgeonnement latéral du cartilage épiphysaire et celles qui naîtraient d'une sorte de scission de la surface articulaire. Mais nous ne croyons pas que, dans l'état actuel de la science, cette division soit légitime, et c'est là encore un point qui devra être élucidé par des recherches anatomiques plus complètes.

Pour résumer nos vues sur la pathogénie des exostoses de croissance, nous dirons qu'une simple aberration dans

le développement du cartilage diaphysaire, au moment
où l'activité nutritive de ce cartilage est le plus considérable, nous paraît, dans la majorité des cas, expliquer
d'une façon suffisante l'apparition des tumeurs que nous
décrivons.

Il nous reste peu de chose à dire pour compléter l'étiologie, chapitre obscur, qui pourrait se réduire à ces simples mots : maladie de l'adolescence.

Il résulte des relevés de Weber que le jeune âge pré-
dispose aux ostéomes en général; mais pour la variété
qui nous occupe, c'est là une condition *sine qua non.*
Après l'adolescence, le développement du squelette est
terminé et la pathogénie a montré quelle relation intime
il existe entre ce développement et l'apparition des exostoses de croissance. Si la prédisposition existe déjà à la
naissance, elle s'accuse avec une intensité extraordinaire à
l'époque de la puberté; c'est alors que l'on voit naître
des tumeurs en des points qui n'étaient pas primitivement envahis, ou que se révèlent les productions osseuses
qui ne s'étaient encore manifestées par aucun trouble
fonctionnel.

L'influence de l'hérédité nous paraît incontestable en
présence des cas authentiques rapportés par les auteurs.
C'est ainsi que Ribell cite trois observations d'exostoses
héréditaires. En 1865, M. Panas s'exprimait ainsi à la Société de chirurgie : « Je connais une famille dont trois
membres portent une exostose presque congénitale développée chez tous sur le même point de la face externe du
fémur. » De son côté, Follin[1] dit avoir vu un malade
chez lequel l'hérédité d'exostoses de développement symétriques aux deux fémurs, était incontestable.

1. Follin et Duplay. Pathologie externe, t. II, p. 681.

De cause déterminante, il n'en existe aucune appréciable ; chez les jeunes sujets, dans certaines circon-
stances, un traumatisme même léger pourra produire
une tumeur d'un ordre tout différent et dont l'origine
inflammatoire n'est pas douteuse. C'est un point à éclair-
cir au diagnostic.

A propos des exostoses multiples et symétriques, on a
parlé d'une diathèse osseuse. Ce mot ne serait pas juste s'il
devait entraîner l'idée « d'un produit morbide caractérisé
par ses éléments, sa structure, son mode de développement et en outre par la possibilité de la généralisation de
ce même produit morbide presque indistinctement dans
tous les organes. » (Soulier.) Ici rien de semblable ; il
s'agit toujours d'une aberration de nutrition *limitée au
système osseux* et qui tantôt n'occupe qu'un os, une seule
extrémité diaphysaire, tantôt s'étend à tout le squelette,
envahissant la plupart des os longs, et exceptionnellement
les os plats, tels que l'omoplate, l'os iliaque.

Dans une leçon clinique fort remarquable, M. Broca
mettait en relief, il y a quelques semaines, l'importance
étiologique du rachitisme. Chez les rachitiques, l'ossification est tardive, mais elle se fait fatalement, et l'on conçoit
qu'elle vienne alors solidifier, pour ainsi dire, l'exubérance
du tissu chondroïde : de là des exostoses multiples, siégeant aux lieux d'élection. A ce point de vue, on ne lira
pas sans intérêt l'exemple rapporté à la fin de ce travail,
dont on pourra rapprocher la dernière observation de
Soulier.

DIAGNOSTIC. --- PRONOSTIC.

Le diagnostic repose sur l'ensemble des caractères étudiés par nous : époque d'apparition, siége, nombre, état

d'indolence, lenteur dans la marche. Il est le plus ordi
nairement facile quoique, à vrai dire, aucun de ces signes
ne soit pathognonomique.

Chez les enfants ou les adolescents, il n'est pas rare
d'observer des gonflements osseux développés au lieu
d'élection de l'exostose de croissance. Je veux parler des
hyperostoses, suite d'ostéiste épiphysaire ; on les distin-
guera en ce qu'elles deviennent de temps à autre le
siége de poussées inflammatoires nouvelles ou même de
necrose.

Les commémoratifs ne doivent pas être négligés. Té-
moins les deux faits suivants rapportés par Demarquay [1] :
« En 1861, on présenta à la clinique de Nélaton un jeune
enfant qui portait une tumeur à la région postérieure de
l'avant-bras ; c'était tout simplement une déformation par
suite de fracture incomplète des os de cette région. Dupuytren eut également à redresser une courbure très-forte
de l'avant-bras résultant d'une fracture du radius consolidée d'une façon vicieuse, déformation qu'on avait prise
pour une exostose. » On dira peut-être que le siége au-
près du coude ne saurait prêter à confusion et cependant
on peut lire quelques lignes plus loin : « Verneuil a
trouvé sur la partie interne de l'avant-bras d'un cadavre
une tumeur ayant pour siége la partie supérieure du
cubitus et sur la nature de laquelle il était fort in-
décis. La dissection montra qu'il s'agissait d'une exostose. »

L'observation VIII présente une particularité intéressante au point de vue du diagnostic. Il s'agit d'une fille de
douze ans, d'une bonne santé, qui porte des exostoses

---

1. Demarquay. Article Avant-bras, in Dict. méd. et chirurgie pratiques.

ostéogéniques multiples, en même temps qu'elle est affectée depuis son enfance d'une luxation complète en arrière du radius droit. Une semblable coïncidence ne saurait embarrasser un chirurgien attentif.

Les exostoses syphilitiques développées aux dépens du périoste, ne peuvent grandir sans comprimer des nerfs : de là ces douleurs atroces désignées sous le nom de douleurs ostéocopes et qui, dans le cas présent, offrent une très-grande importance. Les exostoses syphilitiques sont douloureuses par leur venue et non par leur présence; les exostoses des adolescents font souffrir au contraire uniquement par leur présence (Richet.) D'ailleurs, le siége et la forme ne sont pas identiques dans les deux cas : régularité à la surface, largeur à la base, forme hémisphérique, symétrie exceptionnelle, multiplicité rare, implantation sur des os superficiels et sur les points les plus superficiels de ces os, sont plutôt les attributs des tumeurs syphilitiques.

L'enchondrome proprement dit ou chondrome à coque osseuse présente dans sa consistance des degrés variables; car la coque a pu disparaître en certains points, et le tissu morbide n'être plus entouré que par le périoste. Dans l'exostose de croissance en voie de développement, la consistance va au contraire en augmentant, au fur et à mesure que l'ossification fait des progrès. —On a donné, pour les périchondromes des doigts en particulier, une certaine valeur à la translucidité; l'observation VI monque ce n'est point là un signe absolu, car il faut se défier de la lumière diffuse.

Nous arrivons à des cas exceptionnels mais fort remarquables dans lesquels un kyste, ayant pour point de départ la bourse séreuse accidentelle, rend le diagnostic douteux ou même impossible. Ce n'est point pour des faits uniques dans la science qu'il faut songer à poser des préceptes généraux, et, sans insister sur cette complication, nous renvoyons pour les détails aux observations qui s'y rapportent (obs. II, IX, XI).

Lorsqu'une tumeur bénigne est par elle-même indolore, le *pronostic* doit dépendre du volume et du siége. Or n'avons-nous pas établi précédemment que les dimentions de l'exostose de croissance sont peu considérables et qu'elle naît de préférence sur les parties latérales, en évitant les organes dont la présence entraverait sa libre évolution? Aussi les sujets atteints de tumeurs de cette nature, voire même multiples, méritent-ils à peine d'être considérés comme des malades : on les recherche pour l'instruction clinique plutôt qu'ils ne viennent, eux, réclamer les secours de l'art. Il est arrivé cependant que la marche soit entravée, que les occupations journalières deviennent impossibles, mais sans que la santé générale soit altérée. Nous ne connaissons qu'une seule exception à cette règle : c'est la malade dont l'histoire est longuement rapportée à l'observation XIV et chez laquelle M. Richet dut intervenir pour mettre fin à des symptômes graves : suppuration prolongée, perte de sommeil et d'appétit, amaigrissement général, altération des traits qui faisait craindre un commencement d'intoxication putride.

La douleur aggrave le pronostic, parce que, devenue intolérable, elle rend nécessaire une opération toujours dangereuse. Ajoutons cependant que la gêne et les souffrances occasionnées sont d'autant moins grandes que l'exostose est plus ancienne ; elles deviennent plus supportables avec le temps, sans doute par l'habitude que les muscles contractent d'agir malgré la distension ou la compression qu'ils éprouvent (Roux). On comprend que cette tolérance soit nulle quand il s'agit d'une artère ou d'un nerf comprimés, éventualité heureusement fort rare : ici on ne peut compter que sur l'arrêt de développement du squelette, et par suite le passage de l'exostose à l'état stationnaire avant que la compression ait été portée à ses dernières conséquences.

Enfin, pour ne rien omettre, nous noterons, à titre d'exception unique, un cas de mort par infection purulente rapporté par M. Gosselin et auquel nous avons fait allusion précédemment, à propos de la forme en arcade. Ce malade ayant reçu un moellon à la partie inférieure de la cuisse, on crut d'abord à une fracture compliquée du fémur. La suppuration s'établit et l'amputation pratiquée vers le trentième jour ne put arrêter l'intoxication. A l'autopsie, on reconnut qu'il s'agissait d'une exostose fracturée comminutivement.

TRAITEMENT.

Le traitement découle de tout ce qui précède. Règle générale, le chirurgien devra s'abstenir de toute opération et ne céder aux sollicitations des malades qu'à la dernière extrémité, non sans avoir prévenu au préalable du danger auquel expose l'ablation des tumeurs de ce genre. M. le docteur Gillette résume comme il suit les indications et contre-indications :

« L'intervention est permise : 1° si les troubles locaux inquiètent trop vivement le malade ou sont de nature à compromettre les fonctions de certains organes importants du voisinage; 2° si l'exostose est solitaire et limitée ; 3° si elle est superficielle ; 4° si elle est pédiculée. »

Au point de vue du manuel opératoire, trois méthodes sont en présence : on peut fracturer l'exostose, la séparer de l'os par une section sous-cutanée faite avec la scie à chaîne ou la gouge, ou enfin l'enlever à ciel ouvert. La fracture a pour but de mettre à l'abri de l'infection puru·lente. Ce procédé n'est applicable qu'aux tumeurs pédiculées; il consiste à abandonner l'exostose le plus loin possible de son point d'implantation pour l'extraire ensuite comme une néoplasie des parties molles. Mais il a l'inconvénient d'être plus théorique que pratique; M. Chassaignac, à qui revient le mérite de l'invention, l'a appliqué une seule fois, et sans succès.

Dans la méthode sous-cutanée, on peut opérer de deux manières : ou bien introduire une scie à chaîne sous la peau autour de la base de la tumeur que l'on sectionne ensuite; ou bien, par une petite incision pratiquée à distance, faire pénétrer un ciseau ou une gouge jusqu'à l'exostose, que l'on détache par un coup sec. M. Richet n'est point partisan de la section sous-cutanée; nous pensons avec lui que c'est là une opération aveugle, d'un manuel difficile, et qui ne met pas toujours à l'abri de l'inflammation et de la suppuration, sinon de l'os, du moins des tissus froissés et contus.

L'extirpation à ciel ouvert est fort simple. Le sujet étant chloroformisé, on décrit une incision courbe embrassant la moitié de la tumeur, et disposée de manière à assurer au pus un écoulement facile vers les parties déclives. La peau disséquée, on écarte les tissus ambiants et l'on pratique la section à la base avec une pince coupante ou avec la gouge, suivant que l'exostose est pédiculée ou sessile. Le pansement consiste en irrigations intermittentes, compresses d'eau fraîche fréquemment renouvelées.

En cas de kyste volumineux, serait-il prudent de pra·tiquer l'ablation simultanée du kyste et de l'exostose? Elle a été faite deux fois, et n'a réussi qu'une seule; aussi nous rangerions-nous plutôt à l'avis de M. Gosselin, qui conseille de vider le kyste, de le traiter par l'injection iodée, et de ne toucher à la tumeur que si les accidents persistaient.

Le traitement interne est toujours inefficace lorsqu'on a bien affaire à une exostose de croissance. Toutefois, pour peu que le diagnostic soit douteux, l'indication d'opérer n'est jamais assez pressante pour qu'il devienne impossible de soumettre quelques semaines le malade à la médication antisyphilitique.

OBSERVATIONS

Nos observations sont inédites ou extraites des divers journaux et recueils de médecine. Nous nous sommes borné à rechercher celles qui sont postérieures à 1864, renvoyant pour les autres à la thèse du Dr Soulier.

Les cas qui nous ont paru se rapporter directement à cette étude ont été publiés *in extenso*; leur nombre relativement restreint nous y autorisait; et puis nous les avons trouvés dignes de fixer l'attention, car chacun reproduit un des côtés de la question : ici l'isolement; plus loin, la multiplicité et la symétrie; là, l'obscurité du diagnostic, les complications tardives, l'opportunité de l'opération. On pourra donc, en parcourant ces pages, revoir tous les caractères de l'exostose de développement, et tirer de cette lecture les déductions pratiques qui ont échappé à notre inexpérience.

Exostose de croissance du fémur.

Au mois de juillet 1859, M. X...., alors âgé de neuf ans, s'aperçut un matin qu'il ne pouvait pas se lever. Le genou gauche était pris; impossible de lui faire subir les mouvements qu'il exécutait librement la veille; une douleur aiguë arrêtait chaque effort: il fallut rester couché. Le docteur M..., arrivé sur ces entrefaites, déclara que le mal venait d'une exostose qui siégeait à 10 centimètres du genou, sur la partie antéro-interne du fémur.

Il fut décidé que l'on irait à Paris consulter un maître capable de renseigner complétement la famille sur la nature du mal, sa gravité, ses conséquences et les moyens d'y remédier. Cependant la douleur avait diminué par degrés, pour disparaître vers le quinzième jour; et ce voyage fut pour le jeune X.... une vraie partie de plaisir. Velpeau, à qui on le présenta, déclara que le cas était assez rare ; il prétendait que l'exostose s'était développée sous la forme d'un champignon dont la tète était beaucoup plus grosse que le point d'insertion sur l'os. « Enfin, dit-il, une opération serait facile actuellement, car la matière osseuse qui la constitue n'a pas encore acquis le degré de solidification qu'elle aura plus tard. Si l'on n'opère pas, l'exostose croîtra en même temps que l'individu, et si des causes extérieures, des chocs, ne surviennent pas, cette croissance s'arrêtera probablement en même temps que celle du sujet. Quant à la loi que suivra cette croissance, l'observation seule l'apprendra. » Velpeau put se convaincre de la lenteur de l'évolution, d'après le moulage en plâtre de la jambe fait quinze jours auparavant. Le père de M. X.... ne voulut pas exposer son fils aux dangers d'une opération et accepta simplement une pommade mercurielle dont l'application ne fut suivie d'aucun résultat.

Aujourd'hui (juin 1876) la tumeur est stationnaire ; la portion de fémur comprise entre elle et la rotule s'est allongée normalement et l'exostose siége à 15 centimètres de l'articulation. Depuis son apparition, à peine y a-t-il eu quelques rares douleurs, à deux ou trois années d'intervalle, mais ne nécessitant jamais le repos au lit.

La douleur est locale et provient sans doute de l'irritation des muscles soulevés par le sommet de l'exostose.

OBSERVATION II.

Exostose de croissance du fémur ; kyste énorme développé autour de la tumeur. (Communiquée par M. Broca à la Soc. de chir., juin 1864.)

La tumeur que je présente aujourd'hui existait chez un jeune homme de vingt ans ; elle avait commencé à se développer plusieurs années auparavant, ce qui est en rapport avec la distance qui la séparait de l'extrémité du fémur au moment où je fus appelé à l'observer pour la première fois : elle remontait jusqu'au voisinage de l'anneau du troisième adducteur. Autour de cette exostose s'était formé un kyste plus volumineux qu'une tête de fœtus à terme, kyste dont les parois avaient environ 1 centimètre d'épaisseur, et qui contenait un litre de liquide sanguinolent.

Je dois dire que la présence de l'exostose est ce qui m'a mis sur la voie d'un diagnostic exact. Sans le pédicule accessible au toucher, j'aurais, selon toutes probabilités, pris ce kyste à parois très-épaisses et à fluctuation obscure pour une tumeur solide.

La nature de la tumeur étant bien déterminée, je l'enlevai le 13 novembre 1864. Ce qui gêna surtout, ce fut la nécessité d'éviter les vaisseaux qui la contournaient. L'excision put être faite sur le pé-

dicule, sans ouvrir le kyste, qui s'y trouvait accolé ; la surface interne
du kyste présentait çà et là des dépôts fibrineux analogues à ceux que
l'on rencontre dans les hématocèles anciennes.—La surface de l'exostose est surmontée de petites végétations mamelonnées, composées de
tissu cartilagineux et de tissu chondroïde. Les suites de l'opération ont
été simples, mais la plaie a longtemps suppuré pour faire place à une
fistule aujourd'hui guérie.

OBSERVATION III.

Exostoses multiples et symétriques. (Communiquée par Marjolin à la Soc. de
chir., juillet 1865.)

Le 20 juin 1865, le docteur A... m'adressait le jeune Mariel, âgé de
six ans, d'une assez bonne constitution, présentant un nombre considérable d'exostoses épiphysaires développées sur les membres supérieurs
et inférieurs. Dans la famille on n'a jamais rien observé d'analogue ;
le petit frère du malade, qui est âgé de huit ans, et d'une santé plus
robuste, ne présente rien de semblable.

Sur le côté droit de la poitrine, au niveau des troisième, quatrième
et septième côtes, on trouve, assez près du cartilage, une petite exostose pisiforme un peu aiguë, non mobile : rien de semblable du côté
opposé. Sur les deux humérus, tout à fait à la partie supérieure, à la
jonction du bord interne avec le bord antérieur, il existe une exostose
non mobile, dont le pédicule est difficile à sentir. L'exostose du côté
droit semble partir de la tête de l'humérus ; elle a bien 2 centimètres de longueur et soulève légèrement la peau de l'aisselle. A
gauche, l'exostose est en arrière de l'insertion du muscle grand pec-
toral et descend un peu au-dessous du rebord du tendon ; rien de
plus à noter pour les membres supérieurs.

Au fémur gauche, à la partie inférieure, à la jonction du bord interne avec le bord antérieur, au niveau du cartilage épiphysaire,
existe une exostose peu volumineuse. En dehors et au même niveau,
on sent poindre une nouvelle tumeur : à droite, rien de semblable. Au
tibia gauche, un peu en dedans de l'épine, tout à fait à la partie supérieure, existe une exostose bilobée, non pédiculée, contournant la
partie interne du tibia, de manière à former un anneau incomplet. Du
côté opposé, on sent, exactement au même niveau, se développer une
exostose ayant la même direction ; seulement elle ne soulève pas encore les téguments. A la partie inférieure et interne du tibia gauche,
au-dessus et un peu en avant de la malléole, il y a une exostose qui
se forme. Du côté opposé, même vice d'accroissement de l'os. Aux
deux péronés, mais surtout à gauche, on sent très-bien le commencement de productions nouvelles, et cela aux deux extrémités.

Il y a un an que l'apparition de la première exostose, celle du fémur gauche, fut signalée ; les autres n'ont paru qu'il y a un mois environ. Elle sont toutes indolores.

Observation IV.

Exostoses multiples et symétriques des os longs. (Publiée par MM. Cornillon et Valtat, dans la *Revue photog. des hôp.*, 1871.)

K..., soixante-treize ans, admise à la Salpêtrière depuis plusieurs années succomba au commencement du mois d'avril 1871, à la suite d'une attaque de ramollissement cérébral, dans le service de M. Charcot, salle Sainte-Rosalie. Depuis longtemps elle avait au niveau de certaines articulations des tumeurs dures attenant aux os contingents. Pas d'antécédents syphilitiques. Ces tumeurs, dont l'apparition remontait à l'enfance, ne subissaient plus de développement depuis un grand nombre d'années ; jamais elles n'avaient causé de douleur, la pression seule provoquait quelque souffrance. Certains mouvements étaient gênés, notamment la flexion des genoux, ce qui n'empêchait pas cette femme de vaquer à ses affaires.

Examen du squelette. — Os du crâne et de la face sains. — *Humérus.* Normaux à l'extrémité inférieure ; sur le segment supérieur et au voisinage de la coulisse bicipitale, ostéophyte pédiculé, s'avançant en pointe sous les téguments. A la face postérieure de l'humérus droit, rebord saillant qui donne à cette partie de l'os une direction anormale. — *Radius.* Extrémité supérieure saine. A sa partie inférieure, le radius gauche présente, à 3 centimètres environ de l'articulation du poignet, un ostéophyte mamelonné dont le pédicule assez large s'insère sur le bord interne de l'os, dont la portion libre et irrégulièrement arrondie fait saillie en dedans sous les muscles fléchisseurs. Le radius droit ne présente que quelques prolongements osseux insignifiants, au niveau de la coulisse des muscles radiaux. — *Cubitus.* Sains à leur extrémité supérieure. Le droit porte à son extrémité inférieure, à 1 centimètre de l'articulation, un ostéophyte de 3 centimètres de longueur, 2 centimètres de largeur, 1 centimètre d'épaisseur, et dont le pédicule assez court, offrant lui-même une petite apophyse lamelleuse, s'insère sur le bord interne de l'os au voisinage du ligament interosseux, tandis que l'extrémité libre est globuleuse et s'avance du côté externe de l'avant-bras. Le cubitus gauche a une configuration normale. — *Fémurs.* Les grands et les petits trochanters ont un développement plus considérable qu'à l'état normal. Les rebords osseux qui délimitent le col inférieurement sont épais et saillants. Sur l'extrémité inférieure du fémur droit, à 6 centimètres du bord du condyle interne, on voit un ostéophyte à pédicule assez large, de la forme d'une pyramide triangulaire, ayant 5 centimètres de hauteur sur 2 centimètres de largeur. Un peu plus en arrière et en dedans, sur le prolongement de la division interne de la ligne âpre, existe un petit ostéophyte. Le fémur gauche présente à son extrémité inférieure, à 5 centimètres du bord inférieur du condyle interne, un ostéophyte ovoïde, plus lisse que les précédents, ayant un pédicule assez large et épais, mesurant 4 centimètres de hauteur, 2 centimètres de largeur et d'épaisseur. A 6 centimètres au-dessus du bord inférieur du condyle externe, ostéophyte spongieux, légèrement mamelonné, ayant la forme d'un ovoïde allongé ; sur la face postérieure à 2 centimètres des condyles, saillies larges, peu proéminentes. — *Tibia gauche*. L'extrémité supérieure présente, à 2 centimètres au-dessous de la tubérosité interne, trois ostéophytes dont le plus grand a 2 centimètres de longueur. L'extrémité inférieure est saine. — *Péroné gauche*. L'extrémité supérieure est pourvue d'un gros ostéophyte ayant l'aspect d'une masse quadrangulaire convexe en dehors, concave en dedans, mamelonnée sur ses bords. Il adhère, à 2 centimètres de l'extrémité du péroné, par un pédicule étroit ; en face de lui, légère saillie. Extrémité inférieure normale. — Le tibia et le péroné du côté droit, normaux à leur extrémité inférieure, sont irréguliers en haut, où ils sont soudés ensemble d'une façon intime. Deux petits ostéophytes à 2 ou 3 centimètres au-dessous de la tubérosité interne du tibia. L'extrémité supérieure du péroné porte en avant et en dehors deux petits tubercules. Au niveau de l'articulation tibio-péronéale supérieure existe une grosse masse osseuse écartant les deux os l'un de l'autre, aplatie en avant, saillante en arrière, composée surtout de tissu spongieux ; elle mesure près de 5 centimètres d'épaisseur. Les os du pied et de la main sont exempts de toute altération.

Les ostéophytes des humérus se dirigent de haut en bas ; ceux du radius et du cubitus de bas en haut ; ceux du fémur, de bas en haut ; ceux du tibia et du péroné, de haut en bas.

OBSERVATION V.

Exostoses multiples de croissance. (Extraite du *Lyon médical*, 23 juin 1872.)

Le docteur Desgranges présente à la Société de médecine un jeune homme de vingt-trois ans dont la santé a toujours été bonne. A dix-huit ans, fracture de la jambe et de l'avant-bras gauches. Sa croissance s'est faite normalement ; à dix-neuf ans il mesurait 1^m60. On lui fit remarquer au conseil de révision qu'il portait à la partie interne de la cuisse gauche une tumeur de la grosseur d'un œuf de poule. Six mois après, le malade en vit une seconde qui s'était développée à l'extrémité supérieure du tibia gauche à la partie interne, puis une troisième en dehors du fémur droit, puis une quatrième à l'extrémité supérieure du tibia droit. Actuellement, ces exostoses ont augmenté de volume; ainsi, la première a 13 centimètres de long sur 12 centimètres de large. De plus, un examen attentif en fait reconnaître sept autres : une au bassin, à 3 centimètres en arrière de l'épine antéro-supérieure du côté gauche; une autre au scapulum droit, au niveau du bord spinal, au-dessous de l'épine de cet os; deux au bras gauche, à 5 centimètres de l'extrémité supérieure de l'humérus, deux au bras droit, disposées de la même façon aux points correspondants; enfin une dernière à l'extrémité inférieure de l'avant-bras droit, à la face interne du radius.

Ces exostoses se sont développées dans les quatre dernières années pendant lesquelles la taille du malade s'est accrue de 4 centimètres. Elles sont toutes indolores.

OBSERVATION VI (Personnelle.)

Exostose solitaire du pouce.

Eugène Sala, âgé de quinze ans, apprenti, entre le 3 février 1873 à l'Hôtel-Dieu, service de M. le professeur Richet, n° 77, salle Sainte-Marthe. Il vient à l'hôpital pour une tumeur du pouce. Sur la face externe de la grosse phalange du pouce gauche, au niveau de l'articulation interphalangienne, se remarque une saillie du volume d'une petite noix. Cette tumeur, très-résistante et d'une consistance tout à fait osseuse, paraît faire corps avec la phalange; elle n'est le siége d'aucune douleur, n'offre ni élasticité ni adhérences avec la peau et présente à sa surface de petits mamelons. L'articulation n'est pas intéressée, mais la phalangette est assez fortement déviée et repoussée en dedans; la lumière semble passer à travers la tumeur, la seule d'ailleurs que l'on trouve sur cet enfant.

L'emplâtre de vigo et l'iodure de potassium n'ayant pas amené la moindre diminution de volume, M. Richet eut recours à une intervention plus active. Il procéda le 13 février à l'énucléation par la méthode de Sédillot : incision longitudinale sur la tumeur, que l'on contourne ensuite en décollant la peau; la spatule ne suffit pas à séparer la base de la phalange, il fallut prendre la gouge tranchante, et enfin la pince de Liston.

La tumeur, recouverte par une espèce de bourse séreuse, présente à sa surface un aspect rosé, nacré, caractéristique des productions cartilagineuses. Une coupe longitudinale permet de constater à l'œil nu la présence de deux couches : l'une périphérique cartilagineuse de 2 à 3 millimètres d'épaisseur, l'autre centrale osseuse. Les lamelles osseuses semblent partir de la phalange et s'épanouir à l'intérieur de l'exostose sous forme d'éventail. — Les suites de l'opératiou furent simples ; la température s'éleva le quatrième jour à 39 degrés, pour redescendre le lendemain à 37° et s'y maintenir. Le pansement consista d'abord en irrigation continue, puis en charpie imbibée d'eau fraîche fréquemment renouvelée. Ce jeune homme sortit guéri le 10 mars.

OBSERVATION VII.

Exostoses ostéogéniques multiples (Extraite du *Lyon médical*, novembre 1873.)

M. Horand présente à la Société des Sciences médicales deux enfants atteints d'exostoses ostéogéniques multiples.

Le premier est un garçon de quinze ans, dont la taille mesure 1^m42 et qui jouit d'une bonne santé. Aucun antécédent scrofuleux ou syphilitique ; pas de traumatisme. Depuis quatre ans seulement, il s'est aperçu des exostoses pour lesquelles il entre à l'Antiquaille. Ces tumeurs multiples affectent sur les membres une disposition symétrique et siégent sur les extrémités des os longs. Sur le membre inférieur, on les rencontre au voisinage du genou, tandis qu'au membre supérieur on les trouve aux extrémités supérieure de l'humérus et inférieure des os de l'avant-bras. Leur volume varie entre celui d'une petite noisette et celui d'une grosse noix ; leur base est étroite, leur sommet irrégulier et pointu. Ces tumeurs, indolores, paraissent arrêtées dans leur développement.

OBSERVATION VIII.

Exostoses ostéogéniques multiples.

Le deuxième enfant est une jeune fille de douze ans, d'une bonne santé, sans antécédents. Sa taille est de 1^m31. Les exostoses qu'elle porte ont les mêmes caractères que chez le premier malade ; mais, en outre, elle est affectée, depuis son enfance, d'une luxation complète en arrière du radius droit ; le coude est légèrement tuméfié en dedans ; les mouvements d'extension, de flexion, de pronation et de supination s'exécutent d'une manière à peu près complète et sans douleur. Si l'on compare les deux os de l'avant-bras droit avec ceux de l'avant-bras gauche, on trouve que les premiers ont 4 centimètres de moins que les seconds ; tout le membre droit est un peu amaigri, quoique la malade s'en serve régulièrement. Enfin il existe une exostose à l'extrémité supérieure de l'humérus, et deux autres à l'extrémité inférieure de chacun des deux os de l'avant-bras.

Observation IX.

Exostose du fémur ; diagnostic à peu près impossible ; opportunité de l'opération. (Publiée par le docteur Gillette, dans l'*Union médicale*, 1er déc. 1874.)

Une jeune femme de vingt-sept ans, d'une constitution assez médiocre,
accusait depuis plusieurs années une gêne notable dans la cuisse gauche, principalement après une station verticale un peu prolongée ;
cette gêne s'accompagnait plutôt de pesanteur que d'une douleur véritable, mais il n'était survenu dans le volume du membre aucun changement appréciable. Il y a deux ans environ, à la suite d'excès de
travail, elle vit la partie interne et supérieure de la cuisse se gonfler,
devenir plus tendue et être le siége de quelques douleurs. Elle con-
sulta un médecin qui ponctionna la tumeur, lui dit que c'était un
abcès et vida complétement la poche ; la malade garda quelque temps
le lit ; l'ouverture se referma et cette femme put reprendre ses occupations journalières, en éprouvant la même gêne, la même pesanteur
qu'auparavant.

La tuméfaction de la cuisse ne tarda pas à reparaître, sans douleur
plus violente, sans phénomènes généraux, mais déterminant une claudication comparable à celle d'une personne atteinte de coxalgie. A
l'examen, on sentait facilement à la face supéro-interne de la cuisse
gauche, c'est-à-dire dans la région du petit trochanter, une fluctuation manifeste transmise à travers une couche musculaire épaisse, par
une poche profonde remplie de liquide. L'absence de phénomènes locaux (rougeur, œdème de la peau, douleur à la pression) et de troubles généraux, le commémoratif fourni par la malade, qu'une première ponction avait donné issue à du liquide et le caractère de fluctuation évidente de cette tuméfaction, amenèrent au diagnostic de
kyste profond de la cuisse ; rien ne pouvait faire supposer la vraie nature de l'affection.

M. Péan ayant incisé sur la partie la plus saillante de la masse la
peau et la couche épaisse des muscles, pénétra dans une cavité spa-
cieuse d'où s'échappa une grande quantité de liquide louche, séro-
visqueux et au fond de laquelle le doigt sentit aisément une tumeur
pédiculée, insérée sur le petit trochanter ou très-près de cette émi-
nence et dont la portion saillante se dirigeait en dedans, était lisse,
lobulée, irrégulière et constituée par de petites masses globuleuses,
juxtaposées les unes aux autres. On avait affaire à une exostose revêtue d'un kyste synovial. Le chirurgien agrandit sur-le-champ l'ouverture extérieure ; mais, vu la grande profondeur et la direction, il
ne put faire la section du pédicule avec une scie à chaîne qu'après de

longues difficultés et après avoir pratiqué une large contre-ouverture
à la partie externe du kyste. Drainage, suppuration bien établie.

Cette femme a avoué tardivement qu'elle portait depuis de longues
années une petite tumeur qui, ne la gênant pas, n'avait que médiocre-
ment attiré son attention.

Anatomie pathologique. — La tumeur avait à peu près la longueur
d'un œuf et son pédicule était très-accentué. Elle se présentait sous
forme de choufleur disposé en deux grosses masses principales, séparées par un sillon un peu profond, chacune de ces masses étant elle-
même composée d'une multitude de petits lobules groupés les uns à
côté des autres et semblables à des gouttelettes de cire limitées par
d'autres sillons beaucoup plus petits; un de ces lobules secondaires
plus isolé, plus rapproché du pédicule, était plus saillant en dedans et
ressemblait à une petite apophyse coracoïde. Tout ce produit osseux
était lisse, recouvert par une mince couche d'apparence cartilagineuse
que l'on pouvait enlever en grattant avec l'ongle.

Observation X.

Exostose de l'humérus gauche chez un enfant. (Publiée par le docteur Gillette
dans l'*Union médicale*, 29 déc. 1874.)

A l'hôpital Saint-Louis, service de M. Sée, est un jeune enfant, né
de parents bien portants et qui ne semblait pas lui-même entaché de
vice scrofuleux. Il y a quelques semaines, son maître d'école, en lui
saisissant le bras gauche, fut fort surpris d'y sentir une masse dure sur
l'origine de laquelle l'enfant, pas plus que les parents, n'ont pu donner aucun détail, et l'envoya à l'hôpital. La vue, mais surtout le
toucher, dévoilent une tumeur entièrement dure, siégeant à la partie
supéro-postérieure du bras : elle est inégale, bosselée, et présente surtout deux masses globuleuses de grosseur différente, embrassant
comme dans une concavité toute la diaphyse de l'humérus, à laquelle
elle est fortement soudée. Du volume d'une pomme irrégulière, elle
est recouverte par la partie supérieure du long chef du triceps
et dépasse à peine en hauteur l'insertion du deltoïde; en dedans, on la
retrouve très-près de l'artère humérale. Elle n'est, du reste, le siége
d'aucun trouble local, d'aucune sensibilité, d'aucune douleur ; les tissus qui la recouvrent semblent seulement avoir diminué un peu de
volume, mais ne sont le point de départ d'aucune altération; les mouvements du tronc s'exécutent de ce côté aussi aisément que pour le
bras droit. Aucun traumatisme antérieur ne pouvait laisser croire à
une fracture de l'humérus mal consolidée, avec cal vicieux considérable. Le malade a été simplement soumis à l'iodure de potassium.

Observation XI.

Exostoses ostéogéniques parfaitement symétriques. — Synovite d'une bourse
séreuse accidentelle développée sur l'une de ces exostoses. (Publiée par **P.**
Reclus, aide d'anatomie, *Progrès médical*, 27 mars 1875).

Le 3 novembre, est entré dans le service de M. Trélat, Vié (Charles),
typographe, âgé de quinze ans, petit, de chétive apparence. Vers trois
ans, il fut atteint d'une maladie grave; mais, depuis cette époque, sa santé
est assez bonne. Il a eu cependant trois abcès, dont un, à la partie
externe de l'extrémité inférieure de la cuisse droite, donna lieu à un
long écoulement de pus et s'est plusieurs fois fermé et rouvert pour
laisser enfin une cicatrice déprimée, profonde, adhérente à l'os. Presque tous les os longs présentent, au niveau de leurs épiphyses seulement, des exostoses symétriques assez saillantes pour déterminer une
véritable déformation, remarquable surtout aux membres inférieurs.
Le tibia et le péroné sont atteints des deux côtés et à leurs deux extrémités; les malléoles externes sont volumineuses, irrégulières et mamelonnées; les internes se correspondent par une surface plane et offrent
comme un plateau qui soulève les téguments : le diamètre transversal
de l'extrémité inférieure de la jambe est notablement agrandi. A l'extrémité supérieure, exostoses de la tête des deux péronés; exostoses
des deux condyles internes du tibia. Ces dernières, qui pointent sous
la peau, se recourbent comme un crochet, comme une apophyse coracoïde dont le bec se dirige en bas. La saillie des quatre exostoses internes du tibia est telle que lorsque l'enfant rapproche les jambes, les
tumeurs se mettent en contact par leur sommet, circonscrivent un espace presque rectangulaire.

Rien à l'extrémité supérieure du fémur; à l'extrémité inférieure,
sur les deux condyles internes, exostoses en crochet de même forme
que celles du tibia, mais plus volumineuses et dirigées en haut. Sur le
condyle externe, nouvelle exostose, mais seulement à droite; à gauche,
cicatrice dont nous avons parlé. Cela fait un total de onze tumeurs
pour l'ensemble du membre abdominal.

Au membre thoracique, nombre plus considérable encore, mais d'un
volume moindre. Les doigts sont déviés par les saillies qu'elles forment
sur les phalangettes et les phalanges. L'extrémité carpienne du radius
et du cubitus, aussi bien à droite qu'à gauche, offre des stalactites ou
des aiguilles osseuses développées à la partie interne et postérieure
des deux os; on les sent lorsqu'on déprime les deux os en avant et
surtout en arrière. A l'articulation du coude, les extrémités osseuses
sont indemnes. Vers la tête de l'humérus droit, sur le bord interne du
deltoïde, il existe une exostose volumineuse, semblable à celle du fé-

mur et du tibia ; le bec se dirige en bas. Sur le bras gauche, à la région correspondante, petite saillie peu appréciable. Enfin, exostose à l'extrémité sternale de la clavicule, entre les deux chefs du sterno-clédo-mastoïdien ; sur l'autre clavicule, une épine osseuse à peine saillante lui est symétrique.

L'apparition de ces tumeurs, d'après la mère du malade, date de l'âge de deux ans. Elles se sont développées lentement, progressivement et sans cause appréciable. Pas d'antécédents de famille, pas de coups ni de violences extérieures. Elles sont indolores, et ce n'est point pour elles que le malade vient à l'hôpital. Mais il porte, sur la partie inférieure et externe de la cuisse gauche, une tumeur apparue depuis huit jours environ : elle s'est développée sans rougeur et sans chaleur, est allongée, fluctuante et l'on sent, à la palpation, lorsqu'on refoule le liquide une sorte de crépitation ou de frottement profond. Les antécédents personnels, l'apparence chétive du malade, faisaient penser à un abcès froid. Une ponction exploratrice n'amena pas de liquide à l'extérieur. C'est alors que M. Trélat constate, en déprimant la tumeur, une exostose sous-jacente, et diagnostique : synovite d'une bourse séreuse accidentelle, développée sur une exostose. Un repos de quelques jours, une compression légère, font disparaître l'hygroma.

OBSERVATION XII.

Exostose du fémur. — Examen anatomique.

M. P. Reclus a trouvé sur un sujet de l'École pratique une exostose dont il donne la description suivante[1] :

Il s'agit d'une femme de quarante-trois ans, qui portait au côté externe de l'épiphyse inférieure du fémur une exostose de développement. Celle-ci, en forme de fer de lance, s'insère par une base élargie, de 1 centimètre environ, à l'union de la face interne et de la face antérieure du fémur, à 6 centimètres de l'interligne articulaire. Elle se dirige en haut et en dehors, et limite avec le corps de l'os un angle très-aigu ; elle présente une partie rétrécie, espèce de col que surmonte une tête irrégulière et mamelonnée. Sa largeur, mesurée vers la partie moyenne de la base d'implantation est de 4 centimètres ; son épaisseur au point le plus large est de un centimètre et demi.

Après avoir pratiqué une section transversale de l'os de façon à diviser l'exostose en deux parties égales et symétriques, on peut constater qu'elle est constituée par du tissu spongieux, à larges aréoles remplies de moelle jaune. Ces aréoles sont beaucoup plus volumi-

1. Progrès Médical, 27 mars 1875.

neuses que celles du corps de l'os; ce sont des mailles allongées, limitées par de minces trabécules, formant un système de cloisons concentriques et convexes en dehors : elles sont, dans leur ensemble, à peu
près parallèles à l'axe du fémur. Vers la base de l'exostose, ces travées
parallèles se rapprochent, s'épaississent et paraissent se continuer avec
le tissu compacte de l'os, isolant ainsi, du moins en partie, le tissu
spongieux de l'exostose du tissu spongieux du fémur. A l'extrémité
supérieure de l'exostose, les mailles sont irrégulières et le tissu spongieux y est creusé de véritables lacunes, pleines de moelle. Le tissu
compacte enveloppant est excessivement mince, surtout vers le sommet;
par dégradation insensible il descend de un demi-millimètre à un
sixième de millimètre. Cette couche compacte est tapissée par une
couche de cartilage, très-mince elle aussi, qui la sépare du périoste.

Observation XIII.

Exostose des adolescents ; opportunité de l'opération. (Extraite de la *France
médicale*, 17 février 1875.)

X..., vingt-trois ans, paraît robuste et bien portante. A dix-sept ans,
fièvre typhoïde grave, et depuis lors croissance régulière sans pertur-
bation ni retard. Il y a sept mois elle fut adressée par un médecin à
M. le professeur Richet; elle portait alors à la partie interne du genou
gauche une petite tumeur qui paraissait s'implanter sur le condyle
interne du fémur, un peu au-dessus du tubercule d'insertion du troisième adducteur. Comme la malade ne souffrait pas, toute intervention
chirurgicale lui fut refusée, malgré ses instances. Ces jours derniers,
on dut l'admettre dans le service à cause de douleurs vives qui dans la
flexion et l'extension du genou, irradiaient le long de la jambe et
retentissaient même au cou-de-pied. Le traitement par l'iodure de
potassium, continué durant plus de trois semaines, n'ayant amené
aucune amélioration, M. Richet ne crut pas devoir résister plus longtemps aux sollicitations de la malade.

L'examen direct révèle l'existence d'une tumeur dure, aplatie,
dirigée suivant le grand axe de la cuisse. Quand on la saisit entre le
pouce et l'index on constate qu'elle n'est point mobile, mais implantée
par sa base sur le fémur. Le sommet en est arrondi, et vient faire sous
les téguments une saillie appréciable : le point précis d'implantation
est situé au-dessus du tubercule du condyle interne. La jambe étant
fléchie sur la cuisse, le tendon du troisième adducteur se trouve rejeté
en arrière de la tumeur; et si la malade contracte ce muscle, les doigts
placés sur l'exostose ont la sensation d'un corps dur qui se déplace et
perçoivent une sorte de petit bruit sec.

Opération. — Après incision de la peau et des fibres du vaste interne du triceps, la tumeur apparaît avec la couleur blanchâtre du tissu cartilagineux ; une cavité semblable à celle des bourses muqueuses la sépare des tissus voisins. L'ablation se fait avec la gouge à main : l'os est creusé assez profondément. Le tendon du troisième adducteur est épaissi, induré, comme cartilaginifié à sa face profonde, et laisse percevoir sur le doigt le bruit qu'il produisait en glissant sur l'exostose, bruit sec qui rappelle la crépitation des fractures.

L'occlusion a amené en trois jours la cicatrisation presque complète et la plaie n'est plus le siége que de quelques douleurs insignifiantes.

Observation XIV.

Exostoses multiples chez une personne âgée ; complications tardives. (Extraite de la *France médicale*, 9-12 juin 1874.)

X..., âgée de cinquante-sept ans, porte depuis son enfance des grosseurs multiples qui s'accrurent beaucoup, jusqu'à entraver un instant la marche, au moment où s'établit la fonction menstruelle, vers l'âge de dix-huit ans. Une année plus tard, elle se place à Nantes, comme bonne à tout faire et s'y livre aux travaux les plus fatigants. Bientôt elle se marie, devient enceinte, mais fait une fausse couche au septième mois. Il y a huit mois, employée à Paris comme femme de ménage, elle se heurta à plusieurs reprises la partie postérieure de la jambe gauche ; les douleurs reparurent, accusées surtout le soir et diminuant après le repos de la nuit. Un charlatan, consulté, prescrivit des pommades, tandis qu'un médecin conseilla l'amputation de la jambe, contre les douleurs et l'inflammation consécutive aux frictions. Effrayée, la malade entra à l'Hôtel-Dieu le 12 avril, dans le service de M. Richet.

La partie postérieure et inférieure de la jambe gauche est occupée par une saillie qui donne à la région la configuration que l'on observe dans la luxation du pied en avant. Mais on se convainc aisément que le calcanéum est à sa place, que les mouvements de l'articulation tibio-tarsienne s'effectuent normalement ; c'est à une saillie osseuse que l'on a affaire. A la surface de cette tumeur la peau est rouge, enflammée ; la même coloration se fait remarquer presque jusqu'à la région antérieure de la jambe. Quand la malade se présenta à l'hôpital, au sommet de la tuméfaction l'on observait une perforation, une ulcération qui conduisait dans une sorte d'infundibulum au fond duquel le stylet rencontrait une dénudation osseuse; le liquide qui remplissait cette cavité était animé de pulsations analogues à celles qu'offre le liquide céphalo-rachidien après l'ouverture du crâne. Depuis, une autre ulcération s'est produite à peu de distance de la première ; ce travail patholo-gique annoncé par une exagération de douleurs se termina par l'amincissement, la perforation de la peau : du pus s'écoula en assez grande quantité, et dès lors la malade fut soulagée comme au moment de la première perforation. Le tendon d'Achille est rejeté sur le côté externe de l'exostose ; le nerf et l'artère sont probablement situés à la partie antérieure. Le péroné, la malléole externe, sont absolument indépendants ; la malléole interne n'est pas aussi libre ; l'articulation exécute tous les mouvements normaux.

La malade présente en diverses régions des productions analogues : à la jambe droite, à la partie supérieure du tibia, vers l'union de la diaphyse et de l'épiphyse ; à la partie inférieure et interne du fémur, à droite, au niveau du tubercule du troisième adducteur ; puis une exostose à la tête du péroné ; une dernière enfin à la partie supérieure du fémur gauche, au niveau du grand trochanter ; celle-ci est assez volumineuse, mesure 4 à 5 centimètres en hauteur, est recourbée en forme d'apophyse coracoïde.

En présence de symptômes généraux graves, M. Richet, craignant un commencement d'intoxication putride, fit accepter l'opération et la pratiqua de la manière suivante : La partie la plus compromise de la peau circonscrite par deux incisions, la tumeur fut, à l'aide d'une spatule, isolée de ses enveloppes en dehors et en dedans, jusqu'au tibia, puis coupée à sa base avec la pince de Liston. Les vaisseaux tibiaux postérieurs situés à la base de l'exostose, sur sa partie interne, ne gênèrent en rien l'opérateur ; mais en sculptant la face postérieure du tibia, M. Richet y découvrit huit ou neuf saillies de volume différent qu'il enleva avec la rugine. Le tendon d'Achille fut ramené dans sa position normale et un pansement alcoolique placé sur la plaie. La guérison a été retardée par une rougeur érysipélateuse légère des bords de la plaie.

La tumeur se composait d'un contenant et d'un contenu ; le contenant formé par une lame osseuse mince, recouverte par une couche ort ténue, qui était probablement autrefois le périchondre transformé en un véritable périoste ; le contenu se compose de tissu spongieux à larges mailles qui renferment un liquide huileux, de la graisse médullaire. Les petites saillies exostosiques étaient revêtues d'un périchondre.

Observation XV[1].

Exostose volumineuse du cubitus. — (Résumé.)

X..., âgé de 8 ans, est porteur d'une exostose du cubitus gauche dont le volume atteint celui d'une noix. Sur le conseil de M. Broca, le

1. Ces deux dernières observations ont été recueillies à la clinique de M. le prof. Broca ; elles nous ont été communiquées par M. H. de Laget.

16 juillet, l'enfant est opéré. La tumeur était constituée par : 1° du tissu spongieux normal; 2° une masse encore cartilagineuse présentant quelques points de calcification. L'examen histologique montre : 1° une masse analogue à celle des tissus spongoïdes du rachitisme, au sein de laquelle la *rivulation* a commencé à se produire ; 2° des points calcifiés opaques ; 3° des cellules osseuses et des trabécules osseux dans les parties les plus profondes de la tumeur. En somme, calcification et ossification d'une production cartilagineuse. Pansement ouaté. L'enfant était en bonne voie de guérison le 28 juillet.

OBSERVATION XVI.

Exostoses multiples ; symétrie de siége; gêne des fonctions du membre supé-
rieur droit.

Juliette S..., âgée de 6 ans, entre aux Cliniques le 8 avril, au lit n° 24. M. Neveu, qui l'a étudiée pendant quelque temps en ville, l'envoie comme atteinte d'exostoses épiphysaires; il croit aussi à une paralysie du grand dentelé, caractérisée par l'écartement du scapulum droit de la paroi thoracique; mais, en réalité, ce phénomène est dû au soulèvement de l'omoplate par une exostose volumineuse.

La mère ne peut donner aucun renseignement sur le mode de début, sur l'époque d'apparition ou l'ordre de succession de ces tumeurs. Elle se contente de dire que son enfant se portait bien, n'avait eu ni convulsions, ni aucune affection de l'enfance, quand elle fut envoyée à la campagne vers l'âge de deux ans et demi. A cette époque, elle avait les jambes un peu arquées par le rachitisme. L'enfant fut perdue de vue pendant plusieurs années et ce n'est qu'à son retour, il y a un an, que sa mère a remarqué l'existence de grosseurs multiples. L'évolution s'est accomplie d'une manière indolente, sans même que l'on puisse constater de douleur à la pression.

État actuel. — Enfant pâle, maigre, un peu rachitique, d'apparence strumeuse et dont l'intelligence est assez développée. Elle est couverte d'exostoses dont le volume varie entre celui d'un pois et celui d'une noisette. La peau et les couches sous-cutanées ne présentent pas de modifications et n'adhèrent pas aux tumeurs; celles-ci sont manifestement immobiles par rapport aux os dont elles suivent les mouvements; elles siégent presque toutes aux points d'accroissement des os en longueur, c'est-à-dire à la jonction des épiphyses à la diaphyse.

On en trouve : sur toutes les côtes, au point de jonction du cartilage costal avec le corps de l'os; aux deux extrémités internes des clavicu-

Boyer, interne du service, à qui nous adressons tous nos remerciements.

les; sous l'omoplate (surtout à droite); aux deux humérus, surtout au-dessus de l'épitrochlée, aux deux radius et aux deux cubitus, à l'épiphyse inférieure, ce qui cause une déformation spéciale de la région du poignet. Les phalangines gauches sont déformées, tandis qu'à droite l'olécrâne est surmontée d'une petite exostose. Au fémur droit, ainsi qu'au fémur gauche, deux exostoses remarquables par leur volume sont situées au niveau du tubercule du troisième adducteur. Les tibias sont aussi parsemés de ces productions anormales, et si l'on joint à cet état les traces de la déviation rachitique, on aura l'idée de la déformation complexe de cet os. Quelques saillies aux péronés. La marche est peu entravée, mais elle est disgracieuse. La région du cou-de-pied, comme celle du poignet, offre un nombre plus considérable de tumeurs que la partie supérieure des membres correspondants.

Pas d'exostose sur le bassin, le crâne, le sternum.

CONCLUSIONS

Les exostoses de croissance constituent une variété à part dans la classe des ostéomes; la légitimité de ce groupe est établie à la fois par les caractères cliniques et la structure anatomique.

Ces tumeurs dérivent du cartilage diaphyso-épiphysaire. et il y a parallélisme entre leur développement et celui du squelette.

Tantôt uniques, tantôt multiples, par elles-mêmes indolores, elles évoluent avec lenteur. Elles peuvent, en grandissant, donner lieu à des phénomènes d'irritation et de compression.

Elles ne reconnaissent d'autre cause que la prédisposition de l'os en voie d'accroissement; l'importance du rachitisme est incontestable.

Ce n'est que dans des cas tout à fait exceptionnels que le diagnostic est rendu obscur ou que le pronostic devient grave.

La non intervention est la règle.

QUESTIONS

Anatomie et histologie normales. — Aponévroses de l'abdomen.

Physiologie. — De la digestion intestinale. Du suc pancréatique.

Physique. — Courants thermo-électriques. Thermo-multiplicateur.

Chimie. — De l'ammoniaque, ses propriétés, sa préparation, action des acides sur l'ammoniaque.

Histoire naturelle. — Des racines, leur structure, leurs tendances, leurs différentes modifications. Des bulbes, des bulbilles, des tubercules, caractères qui distinguent les racines des rhyzômes.

Pathologie externe. — Énumérer les tumeurs de l'orbite ; en indiquer les signes différentiels.

Pathologie interne. — Des concrétions sanguines dans le système artériel.

Pathologie générale. — De la fièvre.

Anatomie et histologie pathologiques. — Des lésions de la dysenterie.

Médecine opératoire. — Des appareils employés pour le redressement du membre, dans le cas de pied bot.

Pharmacologie. — Des altérations que les médicaments officinaux peuvent éprouver par l'action de l'air, de l'humidité, du froid et de la chaleur. Quels sont les différents moyens employés pour leur conservation.

Thérapeutique. — Des indications de la médication astringente.

Hygiène. — Des boissons aromatiques.

Médecine légale. — Empoisonnement par l'alcool. Comment est isolé l'alcool du sang.

Accouchements. — De l'influence de la grossesse sur la marche des maladies qui la compliquent.

Vu : Le doyen, G. COLMET D'AAGE.

Vu et permis d'imprimer :

Le Vice-Recteur de l'Académie de Paris,

A. MOURIEZ.